听一听

听音频，学习糖尿病饮食核心方法

查一查

食材营养信息、食用宜忌免费查

学一学

看精品好课，学降糖妙招

微信扫码获取配套资源

# 向红丁细说
# 糖尿病怎么吃

向红丁　陈　伟　主编

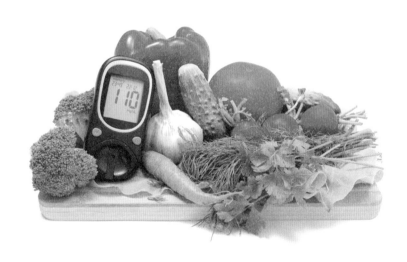

青岛出版集团 | 青岛出版社

## 图书在版编目（CIP）数据

向红丁细说糖尿病怎么吃 / 向红丁，陈伟主编 . —青岛：青岛出版社，2017.7

ISBN 978-7-5552-5571-0

Ⅰ.①向…　Ⅱ.①向…②陈…　Ⅲ.糖尿病 – 食物疗法

Ⅳ.① R247.1

中国版本图书馆 CIP 数据核字（2017）第 142526 号

### 《向红丁细说糖尿病怎么吃》编委会

| | |
|---|---|
| 主　编 | 向红丁　陈　伟 |
| 副主编 | 谢小超　薛　玲　石艳芳　张　伟 |
| 编　委 | 刘红霞　牛东升　李青凤　石　沛　赵永利　王艳清　乔会根　苏　莹 |
| | 杨　丹　余　梅　熊　珊　石玉林　樊淑民　张国良　李树兰　谢铭超 |
| | 王会静　陈　旭　王　娟　徐开全　杨慧勤　张　瑞　崔丽娟　季子华 |
| | 吉新静　石艳婷　陈进周　李　丹　逯春辉 |

| | |
|---|---|
| 书　　名 | XIANG HONGDING XISHUO TANGNIAOBING ZENMECHI<br>向 红 丁 细 说 糖 尿 病 怎 么 吃 |
| 主　　编 | 向红丁　陈　伟 |
| 出版发行 | 青岛出版社 |
| 社　　址 | 青岛市崂山区海尔路182号（266061） |
| 本社网址 | http://www.qdpub.com |
| 邮购电话 | 0532-68068091 |
| 责任编辑 | 刘晓艳　郑万萍 |
| 封面设计 | 潘　婷 |
| 全案制作 | 悦然生活 |
| 内文图片 | 悦然生活　海洛创意 |
| 制　　版 | 青岛千叶枫创意设计有限公司 |
| 印　　刷 | 青岛双星华信印刷有限公司 |
| 出版日期 | 2017年7月第1版　2023年8月第3版第7次印刷 |
| 开　　本 | 16开（710毫米×1000毫米） |
| 印　　张 | 15 |
| 字　　数 | 206千 |
| 图　　数 | 360幅 |
| 书　　号 | ISBN 978-7-5552-5571-0 |
| 定　　价 | 39.80元 |

编校印装质量、盗版监督服务电话：4006532017　0532-68068050

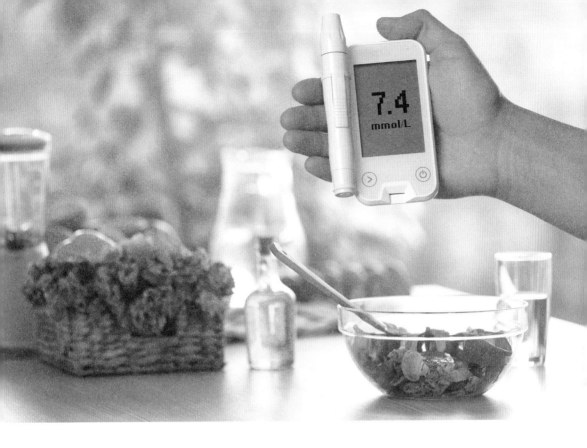

说到底糖尿病就是一种生活方式病，饮食习惯的好坏起着至关重要的作用。如果掌握了正确的饮食原则和方法，患有糖尿病的朋友也可以选择丰富、美味的食物，实现"随心所欲而不逾矩"的愿望。本书就是帮助读者通过饮食调理糖尿病，帮助读者在日常生活中合理规划好自己的日常饮食。

第一章糖尿病患者怎样安排日常饮食，教给读者怎样根据自己的情况，用食品交换份来安排一日三餐的饮食，并针对不同能量需求推荐了全天带量食谱和一周带量食谱。

第二章至第六章选取了一百多种有益于调理糖尿病的食材进行重点解析。"降糖关键词"解释了食材对糖尿病的益处；"营养档案"讲解了食材的性味归经，以及营养与功效，帮助读者明白食材的其他好处；"食用宜忌"告诉读者不同人群不同情况食用的利与弊，让读者吃得明白、吃得放心；"烹调宜忌"则告诉读者用什么样的烹调方法较好，以及哪种烹调方法不可取。另外，还推荐了每种食材的降糖食谱，教给读者怎样将食材做得美味，并附有食物热量和主要膳食营养素含量。

一旦患上糖尿病，在目前的医疗条件下还不能完全治愈，但是可以通过饮食调节，将糖尿病对生活的影响降到最低，避免糖尿病并发症。而没有患上糖尿病的朋友，在日常生活中注意饮食，也可以将糖尿病远远推开。

希望本书能对糖尿病患者和家属有一定的帮助，也希望能帮助没有糖尿病的朋友远离糖尿病。祝愿大家生活愉快！

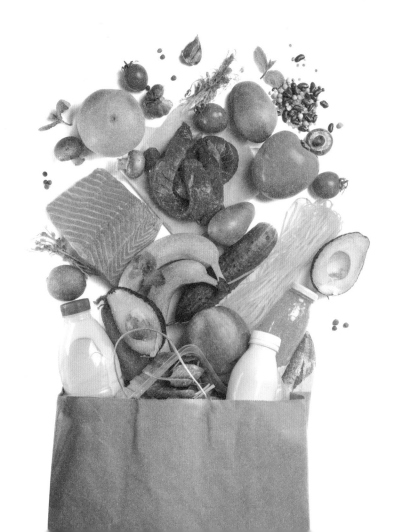

# 目录

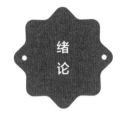
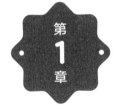

# 糖尿病患者怎样安排日常饮食

第1章

# 主食

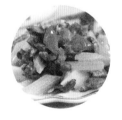
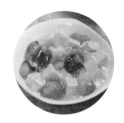
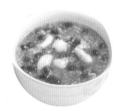

第 **3** 章

# 菜肴

## 蔬菜类

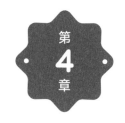

# 水果

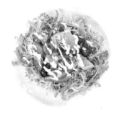
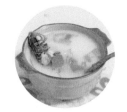
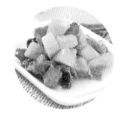

# 其他

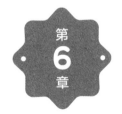

# 中药食疗茶饮粥膳

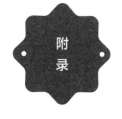

# 绪论

# 糖尿病患者要知道的饮食原则

## 平衡膳食

糖尿病患者的膳食要多样化，营养合理，力求做到平衡膳食，这就需要做到每天保证吃以下四大类食物：

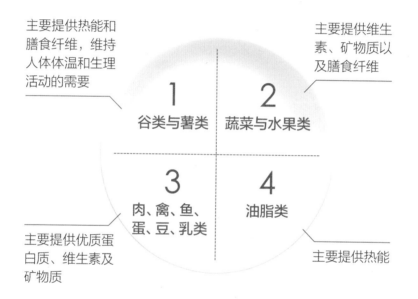

主要提供热能和膳食纤维，维持人体体温和生理活动的需要

1 谷类与薯类

主要提供维生素、矿物质以及膳食纤维

2 蔬菜与水果类

主要提供优质蛋白质、维生素及矿物质

3 肉、禽、鱼、蛋、豆、乳类

4 油脂类

主要提供热能

以上四类食物每天都应保证摄入，不宜偏食哪一种，因为搭配合理就是膳食平衡。

糖尿病患者比正常人更需要全面且均衡的营养。所以，应做到：主食粗细搭配；副食荤素搭配；不偏食，不挑食；顿顿如此，天天如此。

## 少量多餐，定时、定量、定餐

糖尿病患者在确定了每天需摄入的食物总量后，应尽量少食多餐（每天4~6次），对稳定血糖大有好处。

糖尿病患者可将每餐的食物分成 3 份，主餐时先吃其中的 2 份，留出 1 份放到加餐中食用。比如，早餐：燕麦片 50 克，豆浆 250 毫升，煮鸡蛋 1 个，可先吃豆浆煮燕麦片，加餐时再把煮鸡蛋吃了。午餐：米饭、蔬菜、肉或鱼等，主餐时可少吃 25 克米饭（留出一个水果的量），午睡后可吃 50 克左右的水果（如橘子、梨等）。

## 限制脂肪的摄入量

过量摄入脂肪会降低身体内胰岛素的活性，使血糖升高，所以糖尿病患者应限制脂肪的摄入量。当然，也无须完全戒除脂肪，而是应适量摄入。以下是一些减少脂肪摄入的小诀窍，可以帮助糖尿病患者在日常的饮食中限制脂肪的摄入量。

- 烹调时仅放少量的植物油。
- 不用油煎或油炸的方法烹调食物。
- 多用炖、煮、氽、拌、蒸、卤等少油的做法烹调食物。
- 用各种调味品来代替油脂，既能品尝到好滋味，又能赢得健康。
- 做汤或砂锅炖菜时，如果放肉的话，肉不用过油，可直接放到锅中。
- 不吃动物油。
- 选择瘦肉。
- 吃鸭肉、鸡肉时，要去除外皮和脂肪。
- 尽量食用低脂或脱脂的奶制品。
- 尽量不吃奶酪或黄油，少吃奶油类食物。
- 适量少吃坚果类食物。

## 适量选择优质蛋白质

1. 适量选择低脂肪肉类（包括瘦猪肉、瘦牛肉和瘦羊肉）。

2. 去皮的鸡肉是优质蛋白质的良好来源。

3. 每周吃 2~3 次鱼。

4. 每天吃 1 个鸡蛋。

5. 每天吃适量的豆制品，可提供低脂肪、高蛋白的植物性蛋白质。

6. 每天饮酸牛奶或鲜牛奶 1~2 袋（杯）。

7. 吃少量坚果类食物，因为坚果类食物也是蛋白质的良好来源。

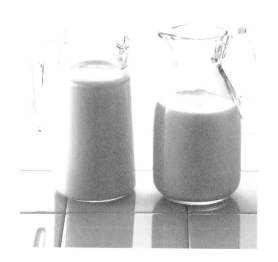

## 减少或禁忌单糖及双糖食物

人体对单糖和双糖的吸收比多糖（淀粉类）快，它们在肠道内不需要消化酶，可被直接吸收进血液，使血糖迅速升高，还会导致周围组织对胰岛素作用的不敏感，从而加重糖尿病的病情。所以，糖尿病患者应减少或禁忌单糖和双糖的摄入，这里向患糖尿病的朋友介绍一些减少单糖和双糖摄入的小诀窍。

1. 用糖醇类物质、低聚糖等代替食糖。

2. 饮用无糖酸奶。

3. 选用无糖麦片。

4. 不宜大量食用蜂蜜。

5. 不用或少用奶油或黄油。

6. 烹调时不加糖。

7. 饮用鲜牛奶、咖啡、茶时不加糖。

8. 不喝含糖饮料。

注意隐藏在面包、点心、饼干、水果罐头、巧克力和某些含糖量很高的水果中的糖。某些无糖食品中含有糊精、麦芽糊精等淀粉水解物，其血糖指数甚至高于蔗糖，应避免食用。

## 高膳食纤维膳食

膳食纤维对糖尿病患者稳定病情有益。膳食纤维可以在一定程度上缓解食物在胃肠道消化和吸收的速度，从而降低血糖指数；可溶性膳食纤维还可以控制餐后血糖的升高，改善葡萄糖耐量。

对糖尿病患者来说，目前还没有统一的膳食纤维供给量的标准。中国营养学会推荐的我国成人膳食纤维每天的摄入量是 25~30 克，并鼓励每日至少全天谷物的 1/3 为全谷物食物，蔬菜水果摄入至少达到 500g 以上。糖尿病患者可以在每天的膳食中添加燕麦片、玉米面等粗粮以及海带、魔芋和新鲜蔬菜等富含膳食纤维的食物。

膳食纤维虽好，但不宜摄入过量，不然会引起如钙、铁、锌等重要矿物质和一些维生素的吸收和利用减少，使之随粪便的排出量增加，导致营养素缺乏症。另外，过多地摄入膳食纤维会引起腹泻、腹胀、腹痛等症状，还会引起排便次数和排便量的增加。

## 应该提倡的地中海式饮食结构

生活在欧洲地中海沿岸的意大利、西班牙、希腊等国居民寿命普遍都很长，而且很少患有糖尿病、高血压、心脏病等现代病。这与该地区的饮食结构——"地中海式饮食"有关。地中海式饮食中的许多方面与糖尿病的饮食原则有许多相吻合的地方，而其他的一些饮食细节对糖尿病患者来说也是非常有好处的，建议糖尿病患者不妨在日常的饮食中尝试一下"地中海式饮食"。

1. 每天吃全谷物、蔬菜、水果、豆类、坚果类、香辛料和健康油脂（主要是橄榄油）。

2. 每周至少吃 2 次鱼类和海鲜。

3. 每周适量吃乳制品、蛋和白肉。

4. 少吃红肉与甜食。

5. 喝足够的水。

6. 大部分人有喝红酒的习惯。

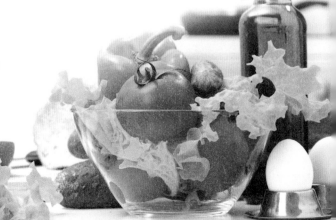

# 糖尿病患者容易存在的饮食误区

### 误区一：轻体重、消瘦的糖尿病患者不用控制饮食

轻体重和消瘦的糖尿病患者一定不能放松饮食治疗，否则可能导致营养不良、免疫力低下、感染率增高等各种不良后果，血糖控制不理想，其危害性丝毫不亚于肥胖型糖尿病。

轻体重和消瘦的糖尿病患者，首先应查明消瘦的原因，进行对症治疗。

另外，还应加强饮食控制，增加能量及蛋白质等营养素的摄入。

### 误区二：主食吃得越少对病情越有利

许多糖尿病患者只控制主食的摄入，认为主食吃得越少越好，其实这种观点是错误的，这会导致两种后果：一是导致体内蛋白质、脂肪过量分解，身体消瘦、营养不良，甚至产生饥饿性酮症；二是糖尿病患者会认为已经控制了饮食量，从而对油脂、零食、肉蛋类食物不加控制，这样容易并发高脂血症和心血管疾病。

### 误区三：注射胰岛素后不用控制饮食

这种观点是完全错误的。因为胰岛素治疗的目的是为了平稳地控制血糖，胰岛素的使用量必须在饮食固定的基础上才可以调整，如果不控制饮食，血糖会更加不稳定。

### 误区四：多吃了食物，加大口服降糖药就没事

一些糖尿病患者在感到饥肠辘辘时常忍不住多吃饭，饭后他们采取自行加大原来的服药剂量的方法，误认为进食量增加了，多吃点降糖药可把多吃的食物导致的血糖升高抵消。实际上，这样做不但使饮食控制形同虚设，而且加重了胰腺负担，还增加了低血糖及药物毒副作用发生的可能性。

### 误区五：少吃一顿可以不吃药

有些糖尿病患者自作主张少吃一顿饭，认为不吃饭就不用服降糖药了。其实，服降糖药的目的不仅仅是为了抵消饮食所导致的高血糖，还为了降低体内代谢和其他升高血糖的激素所致的高血糖。不按时吃饭还容易导致餐前低血糖，容易发生危险；另外，由于少吃了一餐，必然导致下一餐的饮食摄入量增大，导致血糖控制不稳定。因此，糖尿病患者应按时、规律地服药和吃饭。

# 糖尿病患者的饮食细节

| | |
|---|---|
| 改变用餐顺序 | 饭前先吃一些生菜、黄瓜或番茄等可以生吃的蔬菜；<br>饭前先喝汤，然后再吃主食和蔬菜 |
| 改变用餐方法 | 吃饭要细嚼慢咽，不宜狼吞虎咽；<br>应专心地吃饭，不要边吃边看电视或干活；<br>饭要一次盛好，不要一点一点盛饭；<br>吃完碗中的饭立即放下筷子，离开餐桌；<br>定时定量进餐，一日至少三餐 |
| 改变用餐习惯 | 少细多粗、少稀多干、少荤多素、少肉多鱼、少油多清淡、<br>少盐多醋、少烟多茶、少吃零食、少量多餐、少吃多动 |
| 改变用餐品种 | 主食中精白米面不超过 50%，选择血糖反应较低的全谷和杂豆为主食；<br>应多吃深绿色叶菜，每天至少吃 1 种菌类蔬菜；<br>喝汤时撇去汤面上的油；<br>吃鸡肉去掉鸡皮和肥肉；<br>吃带刺的鱼比吃鱼块好，可以减慢进餐速度，增加饱腹感；<br>血糖控制好的患者可在两餐中间吃水果，但不宜喝瓶装的果汁 |
| 改变烹调方法 | 用汆、煮、拌、蒸、卤等方法做出来的菜比炒、煎、炸等方法做成的菜好，可以减少油脂的摄入量；<br>保持烹调后的主食有一定的咀嚼感，少吃口感细、软、黏的主食品；<br>吃肉丝比吃肉片、红烧肉好；<br>吃带骨头的肉比吃炖肉好，既满足食欲，吃进的肉量又不大；<br>吃鱼以吃清蒸鱼为好 |

# 血糖指数（GI）和血糖负荷（GL）

糖尿病患者控制饮食最在意的是食物对血糖的影响，有些食物吃完后血糖升高得较快，而有些食物消化吸收速度较慢，吃完后血糖升高得较平缓。我们通常会用血糖生成指数（glycemic index，GI）来反映某种食物升高血糖的速度和能力。特别是淀粉和糖含量较高的食物，比如主食和水果，选择低 GI 的食物有助于我们控制血糖。但是低 GI 食物不一定就比高 GI 食物更有助于控制血糖。比如西瓜和香蕉的 GI 值大约分别为 70 和 50，但是吃 200 克香蕉并不比吃 200 克西瓜引起的血糖上升风险小。这是因为香蕉的含糖量为 20% 左右，而西瓜中大部分是水分，含糖量仅 10% 左右。事实上，GI 值并不是衡量食物对血糖反应影响的唯一指标，血糖负荷（glycemic load，GL）相比 GI 而言，能更恰当地反映食物对血糖反应的影响。因为，GL 不仅关注食物的升糖快慢，还关注了食物的含糖量。西瓜和香蕉的 GL 值，分别是 4.8 和 10.8。

我们在选择食物时，特别是选择淀粉和糖含量较高的食物时，可以综合比较 GI 值和 GL 值，选择对血糖反应影响更小的食物。一般来说，食物的 GI 值和 GL 值可划分为低、中、高三种类别，选择低 GI 和低 GL 食物更有利于血糖控制。

| GI 类别 | 数值区间 | GL 类别 | 数值区间 |
|---|---|---|---|
| 低 GI | ≤ 55 | 低 GL | < 10 |
| 中 GI | 55 < GI ≤ 70 | 中 GL | 10 ≤ GL ≤ 20 |
| 高 GI | > 70 | 高 GL | > 20 |

需要注意的是，GI 和 GL 指标只能反映食物中碳水化合物对血糖的影响，不能体现脂肪、蛋白质和膳食纤维对血糖的影响。此外，合理安排膳食不仅要考虑食物中碳水化合物对血糖的影响，还要综合考虑食物的营养价值和食物的总热量。

# 第1章

## 糖尿病患者怎样安排日常饮食

# 每天应吃多少食物

糖尿病患者一天到底应该摄入多少能量，下面教给大家一个简单的方法，算一算就知道了。

## 计算每天应摄入多少能量

### 1. 计算标准体重

标准体重（kg）= 身高（cm）- 105

### 2. 确定体型

计算体质指数（BMI）

BMI = 体重（kg）/ 身高（m）$^2$

### 3. 确定每天每千克体重的能量供应量

**判断体型**

| 体型 | BMI |
|------|------|
| 消瘦 | ≤ 18.5 |
| 标准 | 18.6 ~ 23.9 |
| 超重 | 24.0 ~ 27.9 |
| 肥胖 | ≥ 28.0 |

**不同劳动强度下每天每千克标准体重的能量供给量**　　kcal/（kg·d）

| 劳动强度 | 举例 | 肥胖 | 超重 | 正常 | 消瘦 |
|---------|------|------|------|------|------|
| 轻体力劳动 | 75% 工作时间坐或站，25% 工作时间站着活动。如办公室职员、酒店服务员、老师等 | 20 ~ 25 | 30 | 35 | 40 |
| 中等体力劳动 | 40% 工作时间坐或站，60% 工作时间从事特殊职业活动。如电工、售货员、机床操作工人等 | 30 | 35 | 40 | 45 |
| 重体力劳动 | 25% 工作时间坐或站，75% 工作时间从事特殊职业活动。如建筑工人、搬运工人、运动员等 | 35 | 40 | 45 | 45 ~ 55 |

### 4. 计算每天应摄入的能量

每天应摄入的能量 = 标准体重 × 每天每千克标准体重的能量供给量

**小例子**

糖尿病患者老王，男性，50岁，身高180cm，体重80kg，从事办公室工作。

**1. 计算标准体重**

标准体重 = 180 − 105 = 75kg

**2. 确定体型**

BMI = 80 / 1.8$^2$ = 24.7，老王的体型属于超重。

**3. 确定每天每千克体重的能量供应量**

老王从事办公室工作，属于轻体力劳动者，其体型为超重，查表可知他每天每千克体重的能量供应量应为 30kcal /（kg·d）

**4. 计算每天应摄入的能量**

摄入的能量 = 75kg × 30kcal /（kg·d）= 2250kcal/d

## 计算三大营养素的摄入量

### 1. 计算三大营养素在每日膳食中的热量

根据《中国居民膳食营养素参考摄入量（2013版）》建议能量的营养素来源：蛋白质供给的能量占总能量的15%～20%，脂肪占20%～30%，碳水化合物占50%～65%。

由此计算老王每日膳食中应摄入的三大营养素的热量分别为：

蛋白质 2250kcal ×（15%～20%）= 337.5～450kcal

脂肪 2250kcal ×（20%～30%）= 450～675kcal

碳水化合物 2250kcal ×（50%～65%）= 1125～1462.5kcal

### 2. 计算三大营养素每天所需量

因为蛋白质、脂肪、碳水化合物三大营养素的生热系数分别为：4千卡／克、9千卡／克、4千卡／克，所以全天所需蛋白质、脂肪、碳水化合物的质量分别为：

| 蛋白质 | 脂肪 | 碳水化合物 |
| --- | --- | --- |
| 每日所需蛋白质供给的热能÷4 = 蛋白质每天所需量 | 每日所需脂肪供给的热能÷9 = 脂肪每天所需量 | 每日所需碳水化合物供给的热能÷4 = 碳水化合物每天所需量 |

老王每天所需的三大营养素的量：

蛋白质（337.5～450千卡）÷4≈84～113克

脂肪（450～675千卡）÷9 = 50～75克

碳水化合物（1125～1462.5千卡）÷4≈281～366克

# 一日三餐的能量应该怎样分配

糖尿病人每餐的能量摄入也有严格的限制，要根据每天的总的能量来分配三餐能量，要做到定时、定量。每天可以有 3~6 餐，做到少食多餐，这样可以有效地控制血糖，并且每餐的间隔时间也比较短，就不容易出现低血糖现象。

单纯进行饮食控制的人，可以按照自己的饮食习惯，将早餐、午餐、晚餐按照 1/5、2/5、2/5 的比例来分配，或者按照 1/3、1/3、1/3 的比例进行分配。要避免一次吃过多的食物给胰腺带来负担，而导致血糖升高。如果有加餐，就将加餐的能量从上一餐的能量总数中减去。总之，一天内摄入的能量要严格限定在标准范围之内。

**糖尿病饮食的核心：少量多餐，定时、定量、定餐。**

## 蛋白质

健康成人每日每千克理想体重蛋白质摄入推荐量标准为 0.8~1.2 克，能量比为全天能量的 15%~20%。一旦肾小球滤过率降低或确诊糖尿病肾病，则需限制蛋白质摄入量为 0.6~0.7 克 /（千克·天）。

## 脂肪和糖类

若蛋白质供能比为 15%~20%，则 80%~85% 的热量来自脂肪和糖类。饱和脂肪酸和多不饱和脂肪酸供能比均应小于 10%，余下的 70%~75% 的热量来自单不饱和脂肪酸和糖类。

每日胆固醇摄入量不超过 300 毫克。

## 膳食纤维

膳食纤维推荐量为 25~30 克 / 天。

## 钠

对血压及肾功能正常的糖尿病患者，每日食盐摄入量应小于 5 克；伴高血压者，为 3~4 克；伴高血压和肾病者，每日食盐摄入量应小于 2 克。

# 食品交换份让你想吃啥就吃啥

"食品交换份"是国际上通用的糖尿病饮食控制方法。北京协和医院营养科在国内率先引进该方法，并结合中国糖尿病患者的实际情况进行了改进，经过多年的临床应用，取得了良好的临床效果。

食品交换份是将食物按照来源、性质分成几大类。同类食物在一定重量内，所含的蛋白质、脂肪、碳水化合物和能量相似。不同类食物间所提供的能量也大致相等。在不超出或保证控制全天总热量、保证充足营养的前提下，糖尿病患者可以和正常人一样选择食物，使膳食丰富多彩。

**食品交换份的优点**

1. 易于达到平衡。只要每日膳食包括四大类八小类食品，即可构成平衡膳食。便于控制总能量。

2. 便于计算总能量。四大类和八小类食品中每份所含热能均约为90千卡，这样便于快速估算每日摄取多少能量。

3. 做到食品多样化。同类食品可以任意选择，避免选食单调，使糖尿病患者感到进餐是一种享受，而非一种负担。

4. 利于灵活掌握。糖尿病患者掌握了糖尿病营养治疗的知识，即可根据病情，在原则范围内灵活运用。

北京协和医院营养科采用的食品交换份，将食物分成四大类（可细分成八小类），同类食物可以任意互换。具体食物的"份量"如下（重量均指生重）：

| 类别 | | 重量，能量 |
|---|---|---|
| 谷薯类 | | 每份重量25克（半两），能量90千卡 |
| 蔬果类 | 蔬菜类 | 每份重量500克，能量90千卡 |
| | 水果类 | 每份重量200克（约一个中等大小苹果的量），能量90千卡 |
| 蛋白质类 | 大豆类 | 每份重量25克，能量90千卡 |
| | 奶制品 | 每份重量160克，能量90千卡 |
| | 肉蛋类 | 肉类：每份重量50克，能量90千卡；<br>蛋类：每份重量60克（一个中等大小鸡蛋量），能量90千卡 |
| 脂肪类 | 硬果类 | 每份重量15克，能量90千卡 |
| | 油脂类 | 每份重量10克（约一汤匙），能量90千卡 |

# 快速确定一日三餐的食物份数

## 第一步：确定主食量

在确定每日所需的总能量后，第一步是确定主食量。

大米、玉米、小米、面粉等，主要含碳水化合物，其含量约为80%，是全天食物中热量的主要来源。

| 不同能量下的每日主食量 | | |
|---|---|---|
| 1200 千卡的主食量约为 175 克 | 3.5 两 |
| 1300 千卡的主食量约为 200 克 | 4 两 |
| 1400 千卡的主食量约为 225 克 | 4.5 两 |
| 1500 千卡的主食量约为 225 克 | 4.5 两 |
| 1600 千卡的主食量约为 250 克 | 5 两 |
| 1700 千卡的主食量约为 250 克 | 5 两 |
| 1800 千卡的主食量约为 275 克 | 5.5 两 |
| 1900 千卡的主食量约为 300 克 | 6 两 |
| 2000 千卡的主食量约为 325 克 | 6.5 两 |
| 2100 千卡的主食量约为 350 克 | 7 两 |
| 2200 千卡的主食量约为 375 克 | 7.5 两 |

备注：上面没有列出1200千卡以下能量对应的主食量，因为一般情况下，成人的每日能量不应低于1200千卡，主食也不应低于每日150克（3两）。摄入过低可能造成能量负平衡，会造成体重减轻，并可出现低血糖反应。

糖尿病病人必须控制主食的摄入量，那么，是不是主食吃得越少越好呢？不是的。因为一个人每天所需要的热量不仅仅来自主食，所谓副食（如肉、蛋、奶、烹调油等）所提供的热量同样可以使血糖升高，主食中所含的碳水化合物还有刺激胰岛素分泌的作用，所以主张每日碳水化合物产热比不低于50%。具体到个人需折合成主食量来指导进食。

设计食谱时还要注意，每日的主食种类应在2种以上，主食中全谷物食物摄入量推荐达到50~150克，占每日主食量的1/4~1/3。

## 第二步：确定副食量

三大营养素中，蛋白质和脂肪的主要来源是肉蛋豆类和奶、坚果等。蔬菜、水果中富含膳食纤维、各种微量元素和植物化学物，健康的饮食习惯应做到餐餐有蔬菜、适量吃水果。

在确定每日所需的总能量和主食量后，按照三大营养素的能量分配，可大致估算出各种副食的食物份数。

### 不同能量的糖尿病饮食内容

| 热量（千卡） | 交换份数 | 谷薯类 | | 蔬菜类 | | 肉蛋豆类 | | 乳类 | | 油脂类 | |
|---|---|---|---|---|---|---|---|---|---|---|---|
| | | 重量 | 份数 | 重量 | 份数 | 重量 | 份数 | 重量 | 份数 | 重量 | 份数 |
| 1200 | 14 | 175 克 | 7 | 500 克 | 1 | 150 克 | 3 | 250 克 | 1.5 | 15 克 | 1.5 |
| 1400 | 16 | 225 克 | 9 | 500 克 | 1 | 150 克 | 3 | 250 克 | 1.5 | 15 克 | 1.5 |
| 1600 | 18 | 250 克 | 10 | 500 克 | 1 | 200 克 | 4 | 250 克 | 1.5 | 15 克 | 1.5 |
| 1800 | 20 | 275 克 | 11 | 500 克 | 1 | 225 克 | 4.5 | 250 克 | 1.5 | 20 克 | 2 |
| 2000 | 22 | 325 克 | 13 | 500 克 | 1 | 225 克 | 4.5 | 250 克 | 1.5 | 20 克 | 2 |
| 2200 | 24 | 375 克 | 15 | 500 克 | 1 | 225 克 | 4.5 | 250 克 | 1.5 | 20 克 | 2 |

在保证各类副食摄入量的前提下，要注意丰富食物的种类，使身体摄入全面的营养素。

| 食物类别 | 平均每天摄入的种类数 | 每周至少摄入的种类数 |
|---|---|---|
| 蔬菜、水果 | 4 | 10 |
| 肉蛋豆类 | 3 | 5 |
| 奶、坚果 | 2 | 5 |

## 学会食物互换

食品交换份最大的一个优点是，同类食物或营养素含量近似的食物间可以相互交换，这为患者选择食物提供了巨大的空间。同一小类食物之间可互换，如各种不同的主食之间、各种蔬菜之间、各种水果之间、各种肉类之间、各种豆类制品之间、各种油脂之间和各类硬果类食物之间可以互换。

此外，同一大类中营养素含量相似的食物间也可以互换。比如 50 克瘦肉和 100 克豆腐等值互换；10 克花生油与 25 克葵花籽（带壳）等值互换等。不过要注意，蔬菜与水果虽然属于同一大类，但水果所含的碳水化合物和热量与蔬菜差异大，水果不能代替蔬菜。在保证主食供应量和不增加全天总热量的前提下，水果可与主食互换，比如 25 克馒头与 200 克橘子等值互换。

同类食物的等值交换表如下：

## 等值谷薯类食品交换表

每交换份谷薯类约提供蛋白质 2 克、碳水化合物 20 克，热量 90 千卡

| 食品 | 重量（克） | 食品 | 重量（克） |
|---|---|---|---|
| 大米、小米、糯米、薏米 | 25 | 绿豆、红豆、芸豆、干豌豆 | 25 |
| 高粱米、玉米糙 | 25 | 干粉条、干莲子 | 25 |
| 面粉、米粉、玉米面 | 25 | 油条、油饼、苏打饼干 | 25 |
| 混合面 | 25 | 烧饼、烙饼、馒头、花卷 | 35 |
| 燕麦片、莜麦面 | 25 | 咸面包、窝头 | 35 |
| 荞麦面、苦荞麦 | 25 | 生面条、魔芋生面条 | 35 |
| 各种挂面 | 25 | 马铃薯、红薯 | 100 |
| 龙须面 | 25 | 湿粉皮 | 150 |
| 通心粉 | 25 | 鲜玉米<br>（1 个中等大小，带棒心） | 200 |
| 方便面 | 20 | 山药、芋头 | 150 |

## 等值大豆类食品交换表

每交换份大豆类约提供蛋白质 9 克、脂肪 4 克、碳水化合物 4 克，热量 90 千卡

| 食品 | 重量（克） | 食品 | 重量（克） |
|---|---|---|---|
| 腐竹 | 20 | 北豆腐 | 100 |
| 大豆（黄豆） | 25 | 南豆腐（嫩豆腐） | 150 |
| 大豆粉 | 25 | 豆浆（黄豆重量 1 份加水<br>重量 8 份，磨浆） | 400 |
| 豆腐皮、豆腐干 | 50 | 素鸡 | 50 |

## 等值肉蛋类食品交换表

每交换份肉蛋类约提供蛋白质 9 克、脂肪 6 克，热量 90 千卡

| 食品 | 重量（克） | 食品 | 重量（克） |
|------|-----------|------|-----------|
| 熟火腿、香肠 | 20 | 鸡蛋粉 | 15 |
| 肥瘦猪肉 | 25 | 鸡蛋（1 大个带壳） | 60 |
| 熟叉烧肉（无糖）、午餐肉 | 35 | 鸭蛋、松花蛋（1 大个带壳） | 60 |
| 熟酱牛肉、熟酱鸭、大肉肠 | 35 | 鹌鹑蛋（6 个带壳） | 60 |
| 瘦猪肉、牛肉、羊肉 | 50 | 鸡蛋清 | 150 |
| 带骨排骨 | 50 | 带鱼 | 80 |
| 鸭肉 | 50 | 草鱼、鲤鱼、甲鱼、比目鱼 | 80 |
| 鹅肉 | 50 | 大黄鱼、鳝鱼、黑鲢、鲫鱼 | 80 |
| 兔肉 | 100 | 对虾、青虾、鲜贝 | 80 |
| 蟹肉、水浸鱿鱼 | 100 | 水浸海参 | 350 |

## 等值蔬菜类食品交换表

每交换份蔬菜类约提供蛋白质 2 克、碳水化合物 20 克，热量 90 千卡

| 食品 | 重量（克） | 食品 | 重量（克） |
|------|-----------|------|-----------|
| 大白菜、圆白菜、菠菜、油菜 | 500 | 白萝卜、青椒、茭白、冬笋 | 400 |
| 韭菜、茴香、茼蒿 | 500 | 倭瓜、南瓜、菜花、西蓝花 | 350 |
| 芹菜、苤蓝、莴笋、油菜薹 | 400 | 鲜豇豆、扁豆、洋葱、蒜苗 | 250 |
| 西葫芦、番茄、冬瓜、苦瓜、黄瓜、茄子、丝瓜 | 500 | 胡萝卜 | 280 |
| 芥蓝、瓢儿菜、蕹菜、苋菜、龙须菜 | 500 | 荸荠、藕、凉薯 | 150 |
| 绿豆芽、水浸海带 | 500 | 鲜百合 | 60 |
| 香菇、平菇等鲜蘑菇 | 300 | 毛豆、鲜豌豆 | 70 |

## 等值奶类食品交换表

每交换份奶类约提供蛋白质 5 克、脂肪 5 克、碳水化合物 6 克，热量 90 千卡

| 食品 | 重量（克） | 食品 | 重量（克） |
|---|---|---|---|
| 奶粉 | 20 | 牛奶 | 160 |
| 脱脂奶粉 | 25 | 羊奶 | 160 |
| 奶酪 | 25 | 无糖酸奶 | 130 |

## 等值水果类食品交换表

每交换份水果类约提供蛋白质 1 克、碳水化合物 21 克，热量 90 千卡

| 食品 | 重量（克） | 食品 | 重量（克） |
|---|---|---|---|
| 柿、香蕉 | 100 | 李子、杏、草莓 | 200 |
| 梨、桃、苹果 | 200 | 桂圆、荔枝 | 120 |
| 橘子、橙子、柚子 | 200 | 冬枣 | 80 |
| 猕猴桃、葡萄 | 200 | 西瓜 | 300 |

★ 以上水果重量包括皮、核在内。

## 等值硬果类、油脂类食品交换表

每交换份硬果类、油脂类约提供脂肪 10 克，热量 90 千卡

| 食品 | 重量（克） | 食品 | 重量（克） |
|---|---|---|---|
| 花生油、香油（1 汤匙） | 10 | 猪油 | 10 |
| 玉米油、菜籽油（1 汤匙） | 10 | 牛油 | 10 |
| 豆油 | 10 | 羊油 | 10 |
| 红花油（1 汤匙） | 10 | 黄油 | 10 |
| 板栗、白果、芡实、莲子等 | 25 | 葵花籽、松子、开心果、榛子等 | 15 |
| 核桃、芝麻、腰果等 | 20 | 花生米、杏仁等 | 15 |

★ 以上坚果重量为可食部重量。

## 食品交换份应用举例

糖尿病饮食是一种需要计算和称重量的饮食。看起来比较烦琐，但是当你掌握了食物互换，你将发现操作起来是这样简单易用，而你的饮食也将丰富得多。

下面我们用具体的实例来演示怎样应用食物交换份。

---

**小例子**

患者张某，女，54 岁，身高 165 厘米，体重 70 千克，职业为会计。

患糖尿病 4 年，采用单纯饮食治疗，未出现明显并发症。

---

张某日常饮食每日总热量约 1800 千卡，换算为食物份数约 20 份，根据三大营养素的能量占比和一日三餐的能量分配，三餐的食物份数可大致按表中方案安排：

| 食物类别 | 食物份数 | | | | |
|---|---|---|---|---|---|
| | 早餐 | 午餐 | 晚餐 | 加餐 | 总计 |
| 谷薯类 | 2 | 4 | 4 | | 10 |
| 蔬菜类 | 0 | 0.5 | 0.5 | | 1 |
| 水果类 | | | | 1 | 1 |
| 肉蛋豆类 | 1 | 2 | 1.5 | | 4.5 |
| 乳类 | 1.5 | 0 | 0 | | 1.5 |
| 油脂类 | 0.5 | 0.8（1） | 0.7（0.5） | | 2 |

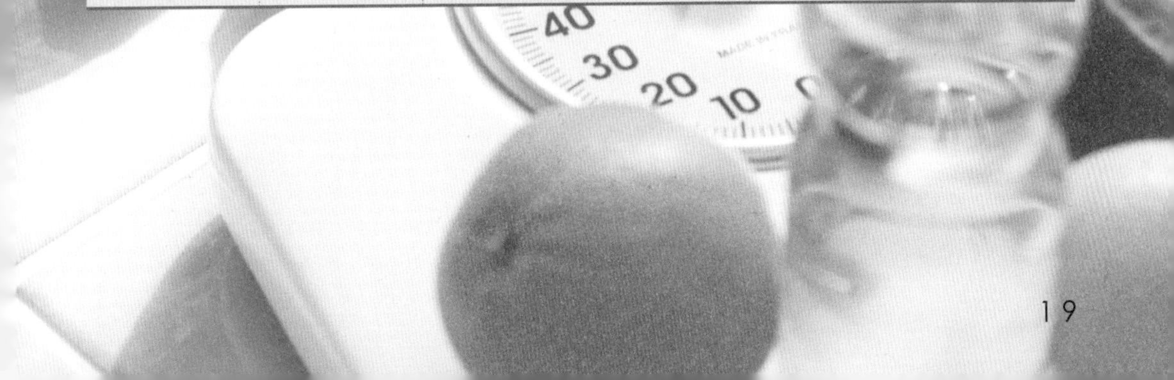

根据张某的日常饮食习惯，制订一份食谱，再应用食物交换份的方法，选择多种不同食材，即可设计出不同的食谱，做到多样化饮食。

| 早餐食谱 | | | |
| --- | --- | --- | --- |
| **食物** | **食材** | **食物** | **食材** |
| 牛奶1.5份 | 250克 | 无糖酸奶1.5份 | 200克 |
| 鸡蛋1份 | 约60克 | 鹌鹑蛋1份 | 约60克（6个） |
| 咸面包2份 | 70克 | 馒头2份 | 70克 |
| 杏仁0.5份 | 约10克 | 腰果0.5份 | 约10克 |

| 午餐食谱 | | | |
| --- | --- | --- | --- |
| **食物** | **食材** | **食物** | **食材** |
| 米饭4份 | 大米生重100克 | 二米饭4份 | 大米生重50克、小米生重50克 |
| 炒三丝（瘦肉1份，豆腐丝1份，圆白菜丝0.2份，烹调油0.5份） | 瘦肉50克，豆腐丝50克，圆白菜丝100克，烹调油5克 | 炒鸡丁柿子椒（鸡肉1份，柿子椒0.2份，烹调油0.5份） | 鸡肉50克，柿子椒100克，烹调油5克 |
| 拌拍黄瓜（黄瓜0.3份，烹调油0.3份） | 黄瓜150克，烹调油3克 | 素鸡烩白菜（素鸡1份，白菜0.3份，烹调油0.5份） | 素鸡50克，白菜150克，烹调油5克 |

| 晚餐食谱 | | | |
| --- | --- | --- | --- |
| **食物** | **食材** | **食物** | **食材** |
| 玉米面发糕2份 | 玉米面50克 | 烙饼2份 | 面粉50克 |
| 白米粥2份 | 大米50克 | 燕麦粥2份 | 燕麦片50克 |
| 清蒸鱼（草鱼1份，烹调油0.2份） | 草鱼100克，烹调油2克 | 砂锅豆腐（海参0.5份，豆腐1份，菠菜0.1份） | 海参175克，豆腐100克，菠菜50克 |
| 莴笋炒虾仁（虾仁0.5份，莴笋0.5份，烹调油0.5份） | 虾仁40克，莴笋250克，烹调油5克 | 炒油菜（油菜0.4份，烹调油0.5份） | 油菜200克，烹调油5克 |

| 加　餐 |
|---|
| 苹果1份（200克）　　　　桃1份（200克） |
| 　　加餐一般选在两餐之间，进食少量水果、坚果或乳制品等，适量加餐可以避免低血糖的发生，同时减轻胰腺的负担 |

## 生熟互换

　　食物煮熟后其重量会发生很大变化。本书所介绍的食物量如无特殊说明均指生重。但在实际生活中，很多时候，人们称量的是熟重。因此，糖尿病患者在制备饮食时应了解膳食的生熟重量互换的关系，做到心中有数。

　　以下列出 3 种食物生熟重互换关系，供参考。

　　1两大米：生重 50 克，熟重（米饭）130 克；

　　1两面粉：生重 50 克，熟重（馒头）75 克；

　　1两肉食：生重 50 克，熟重 35 克。

## 常用的计量单位

| 重　　量 |
|---|
| 1两 = 50 克（9） |
| 1斤 = 10 两 = 500 克 |
| 1盎司（OZ）= 28.3495 克 |
| 1磅（lb）= 16 盎司 ≈ 450 克 |
| 1公斤（kg）= 1000 克 = 2.2 磅 |

| 容　　量 |
|---|
| 1茶匙（t）= 5 毫升（mL） |
| 1汤匙（T）= 3 茶匙 = 15 毫升 |
| 1液体盎司（OZ）≈ 30 毫升 |
| 1杯（C）= 8 液体盎司 ≈ 240 毫升 |

| 称量食物 |
|---|
| 面粉：1 汤匙 = 10 克 |
| 糖：1 汤匙 = 15 克 |
| 植物油：1 汤匙 = 10 克 |
| 0.5 杯 = 120 克 |
| 1 杯 = 240 克 |

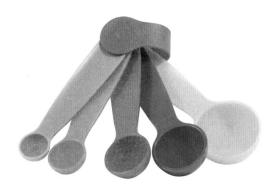

# 1200~1300 千卡全天带量食谱

| 早餐 | 玉米面发糕（面粉 35 克、玉米面 15 克），胡萝卜煎蛋（鸡蛋 1 个、胡萝卜 50 克、植物油 5 克），生菜紫菜汤（生菜 100 克、紫菜、植物油各 3 克） |
|---|---|
| 午餐 | 燕麦饭（粳米 50 克、燕麦片 25 克），芹菜牛肉丝（瘦牛肉 75 克、芹菜 100 克、植物油 5 克），麻酱拌茄子（紫色长茄子 150 克、芝麻酱 3 克） |
| 晚餐 | 绿豆饭（粳米 60 克、绿豆 15 克），香菜拌豆腐（香菜 5 克、北豆腐 100 克、香油 3 克），丝瓜炒番茄（丝瓜 150 克、番茄 50 克、植物油 4 克） |

## 早　餐

## 玉米面发糕

**原料**　面粉 35 克，玉米面 15 克，酵母适量。

**做法**

❶ 将适量酵母用 35℃的温水溶化调匀备用。

❷ 将面粉和玉米面倒入盆中，慢慢地加酵母水和适量清水搅拌成面糊，醒发 30 分钟。

❸ 送入烧沸的蒸锅蒸 15～20 分钟，取出，切块食用。

（烹饪一点通）用酵母发面前必须用温水将酵母化开，这样才能保证发酵的效果。

（营养师建议）酵母中富含 B 族维生素，所以用酵母发面既营养又健康。

| 总热量 ≈ **172** 千卡 | 蛋白质 ≈ **5.1** 克 |
|---|---|
| 脂　肪 ≈ **1** 克 | 糖　类 ≈ **37** 克 |

## 胡萝卜煎蛋

**原料**　胡萝卜 50 克，鸡蛋 1 个。

**调料**　葱花、花椒粉、盐各适量，植物油 5 克。

**做法**

❶ 将鸡蛋洗净，磕入碗内，打散；胡萝卜洗净，切丝。

❷ 将胡萝卜丝倒入打散的蛋液中，加入葱花、花椒粉和盐搅拌均匀。

❸ 炒锅置火上，倒入植物油，待油温烧至七成热，倒入带有胡萝卜丝的蛋液煎至两面成金黄色即可。

（烹饪一点通）用鸡蛋做的菜不用加味精调味，因为鸡蛋本身就有鲜味，如果再放味精会影响菜的口味。

（营养师建议）胡萝卜中所含有的胡萝卜素是脂溶性物质，吃胡萝卜的同时食用油脂，有助于胡萝卜素的吸收。

| 总热量 ≈ **148** 千卡 | 蛋白质 ≈ **7.5** 克 |
|---|---|
| 脂　肪 ≈ **11** 克 | 糖　类 ≈ **5.6** 克 |

| | |
|---|---|
| 总热量 ≈ **251千卡** | |
| 蛋白质 ≈ **6.8克** | |
| 脂　肪 ≈ **0.6克** | |
| 糖　类 ≈ **57.5克** | |

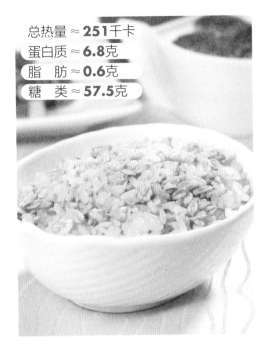

## 燕麦饭

**原料**　粳米 50 克，燕麦片 25 克。

**做法**

❶ 将粳米和燕麦片分别淘洗干净。

❷ 将粳米和燕麦片倒入电饭锅内，加适量清水蒸熟即可。

（烹饪一点通） 燕麦米的米质较硬，无论蒸或煮都不易熟，您可以购买经燕麦米压扁后的燕麦片，两者的营养价值不但相同，而且烹调起来非常容易熟。

（营养师建议） 许多人喜欢吃捞饭，其实这样很不健康，因为米中的维生素 $B_1$、维生素 $B_2$、烟酸及多种矿物质，都会随着米汤丢失掉。

## 嫩炒芹菜牛肉丝

**原料**　芹菜 100 克，瘦牛肉 75 克。

**调料**　葱花、花椒粉、酱油、料酒、盐、鸡精各适量，植物油 5 克。

**做法**

❶ 将芹菜择洗干净，入沸水中焯透，捞出，切段；牛肉洗净，切丝，用料酒、酱油和植物油抓匀，腌渍 15 分钟。

❷ 炒锅置火上，倒入适量植物油，待油烧热放入葱花和花椒粉炒香，加牛肉丝滑熟，放入芹菜段翻炒均匀，用盐和鸡精调味即可。

（营养师建议） 吃芹菜时不应扔掉芹菜叶，因为芹菜叶比芹菜茎的营养价值要高出很多，还具有抗癌的功效。

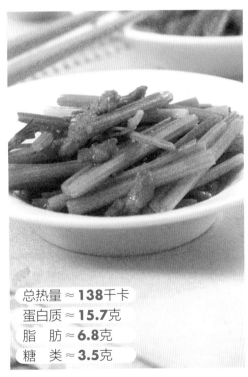

| | |
|---|---|
| 总热量 ≈ **138千卡** | |
| 蛋白质 ≈ **15.7克** | |
| 脂　肪 ≈ **6.8克** | |
| 糖　类 ≈ **3.5克** | |

23

## 绿豆饭

**原料**　粳米 60 克，绿豆 15 克。

**做法**

❶ 将绿豆挑去杂质，洗净，用清水浸泡 4~6 小时；粳米淘洗干净。

❷ 将粳米和绿豆倒入电饭锅内，加适量清水蒸熟即可。

(烹饪一点通) 绿豆豆质较硬，与粳米一同蒸时，往往粳米已经熟了，但绿豆还是硬的，所以绿豆需要提前用清水浸泡 4~6 小时。

(营养师建议) 日常饮食中不仅要吃一些面食，像粳米这样的米类也应该适量吃一些，因为粳米中含有丰富的 B 族维生素，具有补中益气、健脾养胃、和五脏、通血脉、聪耳明目、止烦、止渴、止泻的功效。

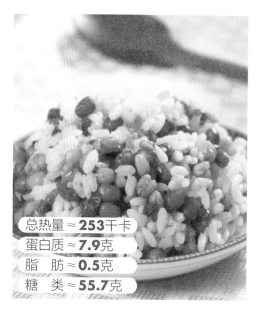

| | |
|---|---|
| 总热量 ≈ **253千卡** | |
| 蛋白质 ≈ **7.9克** | |
| 脂　肪 ≈ **0.5克** | |
| 糖　类 ≈ **55.7克** | |

## 香菜拌豆腐

**原料**　北豆腐 100 克，香菜 5 克。

**调料**　葱花、咸榨菜、酱油、鸡精各适量，香油 3 克。

**做法**

❶ 将豆腐洗净，切丁，入沸水中焯透，捞出，稍凉，沥干水分；香菜择洗干净，切末。

❷ 取盘，放入豆腐丁，用葱花、咸榨菜、酱油、盐、鸡精和香油调味，撒入香菜即可。

(烹饪一点通) 咸榨菜有咸味，调味时应减少盐的用量。

(营养师建议) 容易患感冒的人不宜食用香菜，因为这类人常存在不同程度的气虚，而香菜味辛能散，多食或久食，会耗气、损精神，进而引发或加重气虚，导致感冒更加频繁。

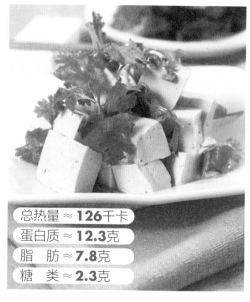

| | |
|---|---|
| 总热量 ≈ **126千卡** | |
| 蛋白质 ≈ **12.3克** | |
| 脂　肪 ≈ **7.8克** | |
| 糖　类 ≈ **2.3克** | |

# 1200～1300 千卡推荐周带量食谱

| | | |
|---|---|---|
| **星期一** | 早餐 | 馒头 100 克（熟重），煮鸡蛋 1 个，小米粥（小米 25 克），炝甘蓝（甘蓝 200 克、水发虾干和豆腐干各 10 克、植物油 2 克） |
| | 午餐 | 米饭 200 克（熟重），草鱼炖豆腐（草鱼块 150 克、豆腐 100 克、冬笋片和雪菜共 10 克、大蒜少许、植物油 2 克），香菇油菜（香菇 50 克、油菜 150 克、植物油 2 克） |
| | 晚餐 | 美味面片（面片 100 克、虾 30 克、甜面酱 1 小匙、花椒粉少许、植物油 2 克），拌菠菜（嫩菠菜 200 克、水发海米 20 克、香油 2 克），葡萄 100 克（带皮） |
| **星期二** | 早餐 | 麻酱卷（面粉 50 克、麻酱 5 克），蒸鸡蛋羹（鸡蛋 1 个、植物油 2 克），番茄 100 克 |
| | 午餐 | 米饭（大米 75 克），豆豉鲮鱼（鲮鱼块 100 克、淡豆豉 5 克、植物油 2 克），蒜香空心菜（空心菜 250 克、植物油 2 克） |
| | 晚餐 | 发糕（面粉 50 克、玉米面 25 克），白菜鸡片（大白菜 50 克、鸡胸脯肉 50 克、植物油 2 克），炝扁豆丝（扁豆 150 克、植物油 2 克） |
| **星期三** | 早餐 | 豆浆 200 克，拌肉丁馒头（面粉 50 克、瘦肉 25 克、胡萝卜 25 克、洋葱 10 克、甜面酱 3 克、香油 1 克），拌杂菜（圆白菜 100 克、茼蒿 25 克、胡萝卜 25 克、香油 2 克） |
| | 午餐 | 红豆米饭（大米 60 克、红小豆 15 克），排骨炖冬瓜（排骨 100 克、冬瓜 150 克、植物油 2 克） |
| | 晚餐 | 莜麦面条（莜麦挂面 75 克），葱炮肉（大葱 50 克、瘦猪肉 50 克、植物油 2 克），拌莴笋丝（莴笋 150 克、香油 2 克） |
| **星期四** | 早餐 | 发糕 3 块（面粉 200 克），菠菜粥（菠菜 50 克、大米 30 克），凉拌芹菜（芹菜 200 克、香油 3 克） |
| | 午餐 | 蒸地瓜 250 克，牛肉面（面条 100 克、牛肉 50 克、茴香 200 克），豆腐干拌扁豆丝（豆腐干 25 克、扁豆丝 150 克、胡萝卜 50 克、花椒油 2 克） |
| | 晚餐 | 红豆糯米饭（糯米 100 克、红小豆 25 克），拌绿豆芽（绿豆芽 100 克、香油 1 克） |

| 星期五 | 早餐 | 牛奶煮燕麦片（牛奶 250 克、燕麦片 25 克），无糖面包 35 克（熟重），拌菜花（菜花 100 克、香油 3 克） |
| --- | --- | --- |
| | 午餐 | 二米饭（大米 60 克、小米 15 克），青椒肉丝（瘦猪肉 25 克、青椒 150 克、植物油 3 克），虾仁西葫芦（鲜虾仁 50 克、西葫芦 100 克、植物油 3 克） |
| | 晚餐 | 馒头（面粉 75 克），肉片焖茄子（瘦猪肉 50 克、茄子 150 克、植物油 3 克），三丝小炒（水发海带 50 克、洋葱 50 克、胡萝卜 50 克、植物油 3 克） |
| 星期六 | 早餐 | 牛奶 150 克，小包子（面粉 50 克、羊肉 25 克、萝卜 100 克、植物油 3 克） |
| | 午餐 | 荞麦饭（大米 60 克、荞麦米 15 克），清蒸丸子（瘦牛肉 75 克、鲜蘑菇 25 克、胡萝卜 256 克、海米 5 克、植物油 2 克），素炒韭菜（韭菜 200 克、植物油 3 克） |
| | 晚餐 | 馒头（面粉 75 克），肉炒香芹豆腐干（瘦猪肉 25 克、香芹 100 克、豆腐干 25 克、植物油 3 克） |
| 星期日 | 早餐 | 油条 75 克，豆浆 250 克 |
| | 午餐 | 贴饼子 3 个（玉米面 100 克、黄豆面 10 克），小白菜氽丸子（猪肉 100 克、小白菜 150 克、植物油 2 克），黄瓜 100 克 |
| | 晚餐 | 馅饼 2 个（面粉 100 克、韭菜 100 克、植物油 2 克），银耳鸭汤（银耳 10 克、鸭肉 25 克、植物油 2 克），猕猴桃 80 克 |

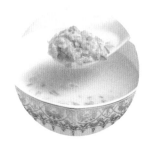
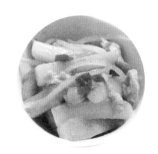
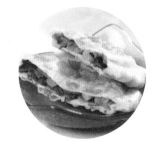

# 1400～1500 千卡全天带量食谱

| | |
|---|---|
| 早餐 | 花卷 150 克（熟重），红豆粥（红豆 10 克、粳米 20 克），菠菜拌胡萝卜（菠菜 150 克、胡萝卜 100 克、香油 2 克） |
| 午餐 | 杂粮饭（粳米 25 克、黑芝麻 25 克、玉米糁 25 克、高粱米 25 克），砂锅冻豆腐（冻豆腐 100 克、水发木耳 25 克、小白菜 100 克、植物油 3 克），豆芽炒韭菜（绿豆芽 200 克、韭菜 100 克、植物油 5 克）。 |
| 晚餐 | 蒸地瓜 150 克，小米粥（小米 50 克），蒜蓉茼蒿（茼蒿 200 克、植物油 5 克） |

## 早　餐

## 红豆粥

**原料**　粳米 20 克，红豆 10 克。
**做法**

❶ 将红豆淘洗干净，用清水浸泡 4～6 小时；粳米淘洗干净。

❷ 汤锅倒入适量清水置火上，放入粳米和红豆煮成稠粥即可。

（烹饪一点通）红豆豆质较硬，与粳米一同煮粥，往往粳米已经熟了，但红豆还是硬的，所以红豆需提前浸泡 4～6 小时。

（营养师建议）如果将 10 克红豆换成 10 克绿豆，就变成了既好喝又解毒、消暑的绿豆粥。

## 菠菜拌胡萝卜

**原料**　菠菜 150 克，胡萝卜 100 克。
**调料**　葱花、花椒粉、盐、鸡精各适量，香油 2 克。

**做法**

❶ 将菠菜择洗干净，入沸水中焯 30 秒，捞出，稍凉，沥干水分，切段。

❷ 取盘，放入菠菜段和胡萝卜丝，用葱花、盐、花椒粉、鸡精和香油调味即可。

（烹饪一点通）用开水焯青菜的时候在水中放一点儿盐并滴几滴香油，可使焯出的青菜绿而不黄。

（营养师建议）菠菜含有草酸，会影响人体对钙质的吸收，但只要把菠菜放入开水中焯透，菠菜中 80% 的草酸便会溶解在水里。如果经常吃不焯水的菠菜，易引起钙质缺乏症。

| | |
|---|---|
| 总热量 ≈ **100** 千卡 | 蛋白质 ≈ **3.6** 克 |
| 脂　肪 ≈ **0.2** 克 | 糖　类 ≈ **21.8** 克 |

| | |
|---|---|
| 总热量 ≈ **92** 千卡 | 蛋白质 ≈ **4.8** 克 |
| 脂　肪 ≈ **2.6** 克 | 糖　类 ≈ **15.9** 克 |

## 杂粮饭

**原料**　粳米、黑芝麻、玉米糙、高粱米各 25 克。

**做法**

❶ 将粳米、黑芝麻、玉米糙、高粱米分别淘洗干净。

❷ 将所有食材倒入电饭锅内，加入适量清水蒸熟即可。

(烹饪一点通) 淘米水有很多妙用，比如把咸肉放在淘米水里浸泡一会儿可去咸味。

(营养师建议) 高粱米中含有的蛋白质是一种不完全的蛋白质，人体吸收后利用价值不高，如能将高粱米与其他粮食混合食用，则可提高其营养价值。

## 砂锅冻豆腐

**原料**　冻豆腐、小白菜各 100 克，水发木耳 25 克。

**调料**　葱花、花椒粉、盐、鸡精各适量，植物油 3 克。

**做法**

❶ 将冻豆腐解冻，洗净，切块；小白菜择洗干净；水发木耳择洗干净，撕成小朵。

❷ 炒锅置火上，倒入适量植物油，待油温烧至七成热，放入葱花、花椒粉炒香，加冻豆腐和木耳翻炒均匀，注入适量清水，将炒锅内的食材倒入砂锅内。

❸ 砂锅置火上炖煮至汤汁沸腾，放入小白菜煮 2 分钟，用盐和鸡精调味即可。

(营养师建议) 如果将 100 克小白菜换成 100 克生菜，这道砂锅菜仍旧不失美味和营养。

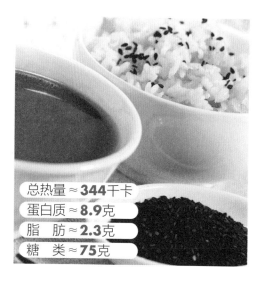

总热量 ≈ **344**千卡
蛋白质 ≈ **8.9**克
脂　肪 ≈ **2.3**克
糖　类 ≈ **75**克

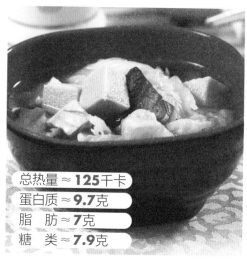

总热量 ≈ **125**千卡
蛋白质 ≈ **9.7**克
脂　肪 ≈ **7**克
糖　类 ≈ **7.9**克

# 小米粥

**原料**　小米 50 克。

**做法**

❶·将小米淘洗干净。

❷·将小米倒入锅内加适量清水煮成稠粥即可。

（烹饪一点通）煮小米粥的时候放一些大米，可使煮出的小米粥更黏稠。

（营养师建议）小米与大豆或肉类食物同食，可使小米的营养成分充分被人体吸收。

# 蒜蓉茼蒿

**原料**　茼蒿 200 克。

**调料**　葱花、花椒粉、蒜蓉、水淀粉、盐、鸡精各适量，植物油 5 克。

**做法**

❶·将茼蒿择洗干净，切段。

❷·炒锅置火上，倒入适量植物油，待油温烧至七成热，加葱花、花椒粉炒香。

❸·放入茼蒿炒熟，用盐、蒜蓉和鸡精调味，水淀粉勾芡即可。

（烹饪一点通）炒菜时汤汁已自然稠浓或已加入如豆瓣酱、甜面酱等具有黏性的调味品的菜肴无须勾芡。

（营养师建议）茼蒿与肉、蛋等荤菜同炒可提高其维生素 A 的利用率。

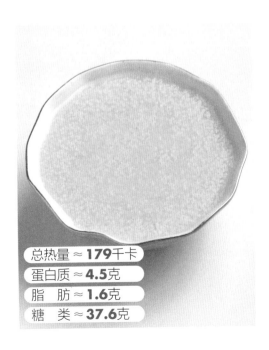

总热量 ≈ **179**千卡
蛋白质 ≈ **4.5**克
脂　肪 ≈ **1.6**克
糖　类 ≈ **37.6**克

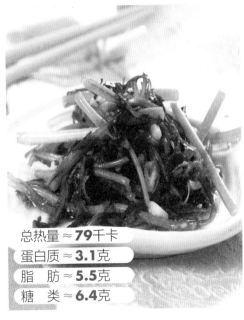

总热量 ≈ **79**千卡
蛋白质 ≈ **3.1**克
脂　肪 ≈ **5.5**克
糖　类 ≈ **6.4**克

# 1400～1500 千卡推荐周带量食谱

| | | |
|---|---|---|
| **星期一** | 早餐 | 面包 100 克，牛奶 250 克，鲜蘑菇拌油菜（鲜蘑菇 100 克、油菜 100 克、香油 2 克） |
| | 午餐 | 美味拌面（面条 100 克、嫩黄瓜 50 克、绿豆芽 100 克、葱 10 克、香油 2 克），盐水豆腐干 50 克，叉烧肉 50 克，番茄皮蛋汤（番茄 100 克、皮蛋半个、香油 2 克） |
| | 晚餐 | 小窝头（玉米面 100 克、黄豆面 25 克），素炒冬笋丝（冬笋 250 克、植物油 5 克），海鱼冬瓜汤（小海鱼 50 克、冬瓜 100 克、植物油 4 克） |
| **星期二** | 早餐 | 豆腐脑 200 克，麻酱咸花卷 75 克（熟重），五香茶鸡蛋（带壳约 60 克） |
| | 午餐 | 炒米饭（米饭 130 克、香肠丁 20 克、青椒丁 40 克、胡萝卜丁 20 克、植物油 5 克），素汤（番茄 50 克、黄瓜 50 克），拌海带丝（水发海带丝 100 克）【加餐：杏 100 克（带皮）】 |
| | 晚餐 | 玉米面窝头 35 克（熟重），肉馄饨（面粉 50 克、瘦猪肉 25 克），炒生菜（生菜 200 克、植物油 5 克），炒素丁（冬瓜 100 克、土豆 100 克、胡萝卜 20 克、植物油 5 克）【加餐：小蛋糕 35 克，草莓 90 克】 |
| **星期三** | 早餐 | 年糕 50 克，小花卷 150 克，煮鸡蛋 1 个，小米面粥（小米面 20 克），素炒三丝（圆白菜 200 克、水发木耳 10 克、姜 10 克、香油 2 克） |
| | 午餐 | 拌饭（大米 100 克、芹菜 150 克、植物油 2 克），枸杞羊肉（枸杞 10 克、羊肉 50 克），姜汁菠菜（鲜姜 25 克、菠菜 250 克、香油 2 克），虾仁萝卜丝汤（虾仁 10 克、白萝卜 100 克） |
| | 晚餐 | 苦荞鸡丝面（苦荞面 100 克、鸡肉 50 克、茴香 100 克、干虾仁 5 克、香油 1 克），凉拌蘑菇（蘑菇 250 克、香油 2 克） |

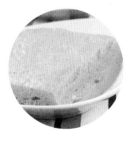 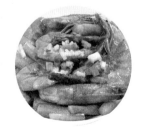 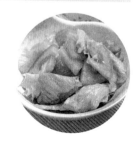

| | | |
|---|---|---|
| 星期四 | 早餐 | 豆浆（250克），全麦面包50克，鸡蛋1个（60克），炝空心菜（空心菜50克、植物油10克）【加餐：香蕉100克】 |
| | 午餐 | 米饭75克（熟重），肉末苦瓜条（瘦猪肉10克、苦瓜100克、植物油3克），清炖腔骨（猪腔骨100克、植物油2克），腐竹炒木耳（腐竹50克、木耳50克、植物油4克）【加餐：无糖酸奶130克】 |
| | 晚餐 | 花卷50克（熟重），甜椒炒丝瓜（甜椒50克、丝瓜100克、植物油4克），冬瓜茶树菇（冬瓜50克、茶树菇50克、植物油4克），山楂糕拌白菜（白菜100克、山楂糕条少许） |
| 星期五 | 早餐 | 牛奶150克、小包子（面粉50克、牛肉25克、胡萝卜100克、植物油1克），凉拌茄子（茄子100克、香油1克）【加餐：桃200克（带皮）】 |
| | 午餐 | 红豆饭（大米80克、红小豆20克），焖平鱼（平鱼100克、植物油2克），茄汁菜花（番茄50克、菜花250克、植物油2克） |
| | 晚餐 | 馒头（面粉75克），肉末雪里蕻炖豆腐（瘦肉25克、雪里蕻50克、豆腐100克、植物油1克），炒西葫芦片（西葫芦200克、植物油2克） |
| 星期六 | 早餐 | 混汤挂面（挂面25克、瘦肉50克、菠菜100克、紫菜3克、香油2克），馒头（面粉50克）【加餐：李子100克（带皮）】 |
| | 午餐 | 馒头（面粉100克），红烧土鸡块（土豆25克、鸡块100克、植物油2克），豆芽炒韭菜（绿豆芽150克、韭菜50克、植物油2克） |
| | 晚餐 | 芸豆饭（芸豆25克、大米50克），蒜薹炒肉（蒜薹100克、瘦猪肉25克、植物油2克），豆腐丝炒洋葱（豆腐丝50克、洋葱150克、植物油2克） |
| 星期日 | 早餐 | 豆腐脑300克，烤饼（面粉50克），番茄150克【加餐：猕猴桃200克（带皮）】 |
| | 午餐 | 二米饭（大米75克、黑米25克），芹菜炒肉（芹菜150克、瘦肉25克、植物油3克），大白菜烧虾仁（大白菜150克、鲜虾仁50克、植物油3克） |
| | 晚餐 | 发糕（面粉50克、玉米面25克），豆腐油菜丸子汤（豆腐100克、油菜100克、瘦肉25克、植物油3克），茄汁西蓝花（番茄50克、西蓝花100克、植物油3克） |

# 1600～1700 千卡全天带量食谱

| 早餐 | 豆浆 200 克，茶鸡蛋 1 个，葱花卷（面粉 75 克），双耳烩苦瓜（水发黑木耳 10 克、干银耳 5 克、苦瓜 100 克、植物油 3 克） |
|---|---|
| 午餐 | 米饭（粳米 100 克），蒜香扁豆丝（扁豆 150 克、植物油 3 克），排骨炖藕片（排骨 100 克、藕 45 克、植物油 3 克） |
| 晚餐 | 凉拌宽心面（宽心挂面 100 克、香油 2 克），椒油笋丁（莴笋 150 克、植物油 3 克），椒香肉末茄子（尖椒 50 克、瘦猪肉 50 克、紫色长茄子 100 克、植物油 3 克） |

## 早　餐

## 葱花卷

**原料**　面粉 75 克，酵母适量。

**调料**　葱花、花椒粉、盐、植物油各适量。

**做法**

❶ 将酵母用 35℃ 的温水溶化并调匀，面粉倒入盆中，慢慢地加酵母水和适量清水搅拌均匀，揉成光滑的面团，醒发 30 分钟。

❷ 将面团擀成大面片，涂上一层植物油，均匀地撒上葱花、花椒粉和盐，卷成面卷，切成 2～3 厘米的段，两个叠在一起拧成卷，送入烧开的蒸锅蒸 15～20 分钟即可。

（烹饪一点通）选购大葱应选棵大均匀、无虫咬、葱白长的为佳。

（营养师建议）儿童的生长发育特点决定了儿童吸铅多、排铅少，家长不妨给孩子多吃一些大葱，因为大葱可以帮助人体排铅。

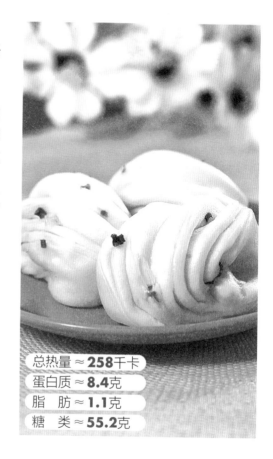

总热量 ≈ **258千卡**

蛋白质 ≈ **8.4克**

脂　肪 ≈ **1.1克**

糖　类 ≈ **55.2克**

## 蒜香扁豆丝

原料　扁豆 150 克。

调料　葱花、花椒粉、蒜末、盐、鸡精各适量，植物油 3 克。

**做法**

❶ 将扁豆择洗干净，切丝。

❷ 炒锅置火上，倒入适量植物油，待油温烧至七成热，放入葱花、花椒粉炒香，放入扁豆丝翻炒均匀，加适量清水烧至扁豆丝熟透，用盐、蒜末和鸡精调味即可。

（烹饪一点通） 选购大蒜时应选个大、瓣少、肉嫩、味辣的为佳。

（营养师建议） 扁豆特别是经过霜打的鲜扁豆，含有大量的皂苷和血球凝集素，如果食用没有熟透的扁豆会发生中毒，为防止中毒的发生，烹调扁豆时一定要待扁豆变色熟透后再食用。

## 排骨炖藕片

原料　排骨 100 克，藕 45 克。

调料　葱花、花椒粉、干朝天椒段、酱油、盐、鸡精各适量，植物油 3 克。

做法

❶ 将排骨剁段，洗净，入沸水中焯去血水，放入另一沸水锅中煮熟，捞出；藕去皮，洗净，切片。

❷ 炒锅置火上，倒入适量植物油，待油温烧至七成热，加葱花、花椒粉和干朝天椒段炒香。

❸ 放入煮熟的排骨和藕片翻炒均匀，加酱油和适量清水炖至藕熟透、锅中留有少量汤汁，用盐和鸡精调味即可。

（营养师建议） 如果将 45 克藕换成 45 克土豆，就成了一样好吃的排骨炖土豆。

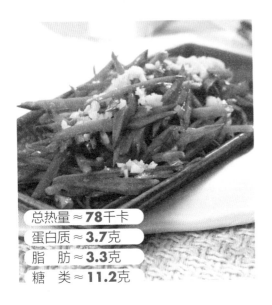

总热量 ≈ **78**千卡
蛋白质 ≈ **3.7**克
脂　肪 ≈ **3.3**克
糖　类 ≈ **11.2**克

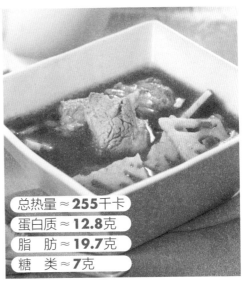

总热量 ≈ **255**千卡
蛋白质 ≈ **12.8**克
脂　肪 ≈ **19.7**克
糖　类 ≈ **7**克

## 凉拌宽心面

**原料**　宽心挂面 100 克。

**调料**　葱花、酱油、盐各适量，香油2 克。

**做法**

❶· 将汤锅置火上，倒入适量清水烧沸，下入宽心挂面煮熟，捞出，用凉开水过凉，盛入碗中。

❷· 放入葱花、酱油、盐和香油拌匀即可。

(烹饪一点通)·挂面下入锅中后要迅速用筷子搅散，以免面条相互粘连，影响口感。

(营养师建议)·有胃病的人可以适当常吃一些面条，因为面条里含碱，能起到养胃的功效。

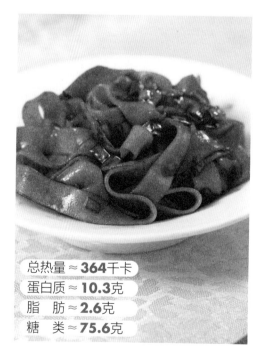

总热量 ≈ **364**千卡

蛋白质 ≈ **10.3**克

脂　肪 ≈ **2.6**克

糖　类 ≈ **75.6**克

## 椒油笋丁

**原料**　莴笋 150 克。

**调料**　葱花、花椒粒、盐、鸡精各适量，植物油 3 克。

**做法**

❶· 将莴笋择洗干净，切丁，装盘，放入葱花、盐和鸡精拌匀；花椒粒放入耐热的碗中。

❷· 炒锅置火上，倒入适量植物油，待油温烧至八成热，离火，浇在花椒粒上，制成花椒油，淋在莴笋丁上拌匀即可。

(营养师建议)·莴笋中的烟酸被认为是胰岛素的激活剂，因此常吃莴笋对糖尿病患者有益。另外，糖尿病患者吃莴笋最好凉拌。

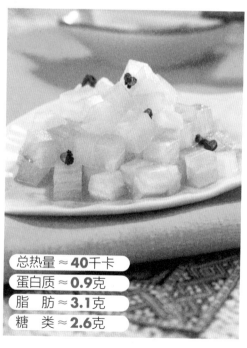

总热量 ≈ **40**千卡

蛋白质 ≈ **0.9**克

脂　肪 ≈ **3.1**克

糖　类 ≈ **2.6**克

## 1600~1700 千卡推荐周带量食谱

| | | |
|---|---|---|
| **星期一** | 早餐 | 牛奶150克，苏打饼干50克 |
| | 午餐 | 猪肉馄饨（猪肉20克、馄饨皮100克、植物油6克），豆腐干拌胡萝卜（豆腐干50克、胡萝卜200克、香油5克）【加餐：梨200克（带皮）】 |
| | 晚餐 | 米饭50克（熟重），海虾炒蒜苗（海虾200克、蒜苗150克、植物油6克） |
| **星期二** | 早餐 | 鸡丝面（面条75克、鸡肉50克、香油3克） |
| | 午餐 | 米饭100克（熟重），炒莴笋丝（莴笋250克、植物油4克），清蒸鱼块（鲤鱼块150克、植物油3克） |
| | 晚餐 | 米饭100克（熟重），蒜蓉苋菜（苋菜250克、植物油4克），青椒炒肉（青椒100克、瘦肉75克、植物油4克） |
| **星期三** | 早餐 | 无糖面包100克（熟重）、无糖酸奶125克、煮鸡蛋1个、番茄150克【加餐：猕猴桃200克（带皮）】 |
| | 午餐 | 米饭（大米100克），木耳炒白菜（木耳10克、白菜150克、瘦肉25克、植物油4克），肉末豇豆（瘦肉末50克、豇豆150克、植物油4克） |
| | 晚餐 | 玉米面发糕（玉米面25克、面粉50克），香菇油菜（鲜香菇50克、油菜100克、瘦肉25克、植物油4克），黄瓜拌海蜇（黄瓜150克、海蜇皮100克、香油4克） |
| **星期四** | 早餐 | 烙饼100克（熟重），豆腐脑250克，蒸地瓜150克 |
| | 午餐 | 拌黄瓜丝凉面（面条、黄瓜各100克、香油3克），午餐肉50克，韭菜炒鸡蛋（韭菜150克、鸡蛋1个、植物油3克），葱花胡萝卜汤（葱15克、胡萝卜75克、植物油3克），凉拌空心菜（空心菜250克、香油3克） |
| | 晚餐 | 红豆粽子2个（糯米200克、红小豆50克），蒜蓉茄子（茄子250克、香油3克），菠菜虾仁粥（菠菜100克、虾仁5克、大米25克、发芽豆20克、植物油3克） |

| | | |
|---|---|---|
| 星期五 | 早餐 | 牛奶 250 克、无糖面包 100 克（熟重）、香肠拌菜（香肠 25 克、生菜 50 克、黄瓜 50 克、番茄 50 克、香油 3 克）【加餐：橙子 200 克（带皮）】 |
| | 午餐 | 米饭（大米 100 克），麻酱拌西芹（芝麻酱 3 克、西芹 150 克、腐乳汁 3 克、香油 3 克），小白菜排骨汤（小白菜 150 克、排骨 100 克、植物油 5 克） |
| | 晚餐 | 馒头（面粉 50 克），煮鲜玉米（带棒玉米 200 克），炝绿豆芽（绿豆芽 200 克、香油 3 克），苦瓜炒鸡蛋（苦瓜 50 克、鸡蛋 1 个、植物油 4 克） |
| 星期六 | 早餐 | 花卷（面粉 75 克），牛奶 250 克，鹌鹑蛋 3 个，茄汁西葫芦（番茄 50 克、西葫芦 150 克、虾皮 3 克、植物油 4 克）【加餐：葡萄 200 克（带皮）】 |
| | 午餐 | 绿豆米饭（绿豆 25 克、大米 75 克），炝菜花（菜花 250 克、植物油 4 克），红烧鸡块（鸡腿块 100 克、胡萝卜 50 克、植物油 4 克） |
| | 晚餐 | 馒头（面粉 75 克），腐竹拌黄瓜（腐竹 10 克、黄瓜 200 克、香油 3 克），洋葱炒木耳（洋葱 100 克、干木耳 10 克、瘦肉 25 克、植物油 3 克） |
| 星期日 | 早餐 | 馒头（面粉 25 克），馄饨（面粉 50 克、鸡蛋 1 个、瘦肉 25 克、紫菜 3 克、香油 2 克），海带丝拌土豆丝（水发海带 150 克、土豆 10 克、香油 1 克）【加餐：柿子 100 克（带皮）】 |
| | 午餐 | 莲子饭（大米 75 克、干莲子 25 克），清炒茴香（茴香 300 克、植物油 2 克），酱鸭肉（鸭肉 75 克、植物油 2 克） |
| | 晚餐 | 鱼肉水饺（面粉 100 克、鱼肉 50 克、韭菜 25 克、植物油 2 克），胡萝卜丝炝拌大白菜丝（胡萝卜 100 克、大白菜 200 克、香油 2 克） |

# 1800～1900 千卡全天带量食谱

**早餐** 全麦面包 100 克（熟重），皮蛋拌豆腐（去壳皮蛋 25 克、内酯豆腐 100 克、香油 5 克），蔬菜沙拉（菜花 50 克、番茄 50 克、黄瓜 50 克、香肠 25 克、沙拉酱 3 克）

**午餐** 咖喱牛肉面（瘦牛肉 75 克、挂面 100 克、植物油 5 克），豆芽拌豆腐丝（绿豆芽 100 克、豆腐丝 10 克、香油 5 克）

**晚餐** 玉米山药粥（玉米糁 75 克、山药 25 克），牛奶 250 克，菠菜拌粉丝（菠菜 600 克、干粉丝 10 克、香油 5 克）

## 早　餐

## 蔬菜沙拉

**原料** 菜花、番茄、黄瓜各 50 克，香肠 25 克。

**调料** 沙拉酱 3 克。

**做法**

❶ 将菜花择洗干净，掰成小朵，入沸水中焯透，捞出，沥干水分，稍凉；番茄洗净，去蒂，切丁；黄瓜洗净，去蒂，切丁；香肠切丁。

❷ 取盘，放入菜花、番茄丁、黄瓜丁和香肠丁，用沙拉酱拌匀即可。

(烹饪一点通) 黄瓜表面的沟槽内容易藏有大量的污物，最好能用毛刷刷洗，再用水冲洗干净方可食用。

(营养师建议) 黄瓜中所含的葡萄糖苷、果糖等不参与通常的糖代谢，故糖尿病患者以黄瓜代替淀粉类食物充饥，血糖非但不会升高，反而会降低。

| 总热量 ≈ **153千卡** | 蛋白质 ≈ **7.7克** |
| 脂　肪 ≈ **10.4克** | 糖　类 ≈ **8克** |

## 皮蛋拌豆腐

**原料** 内酯豆腐 100 克、去壳皮蛋 25 克。

**调料** 葱花、盐、鸡精各适量，香油 5 克。

**做法**

❶ 将内酯豆腐洗净，切块；把皮蛋切成月牙瓣。

❷ 取盘，放入豆腐块和皮蛋，用葱花、盐、鸡精和香油调味即可。

(烹饪一点通) 切皮蛋可以用细线，取一根细线，左右手拉紧细线的两端，然后用细线在皮蛋上分切即可。

(营养师建议) 儿童尤其是幼儿最好不要吃皮蛋，因为皮蛋的腌制材料中含有铅，儿童的大脑和神经系统还未发育成熟，极易受铅的损害，甚至影响智力发育。

| 总热量 ≈ **137千卡** | 蛋白质 ≈ **8.6克** |
| 脂　肪 ≈ **9.6克** | 糖　类 ≈ **4.4克** |

## 豆芽拌豆腐丝

**原料**　绿豆芽 100 克，豆腐皮 10 克。

**调料**　盐、鸡精各适量，香油 5 克。

**做法**

**❶** 将绿豆芽择洗干净；豆腐皮洗净，切成宽 0.5 厘米、长 10 厘米左右的丝；绿豆芽和豆腐丝分别入沸水中焯透，捞出，沥干水分，稍凉。

**❷** 取盘，放入绿豆芽和豆腐丝，用盐、鸡精和香油调味即可。

（**烹饪一点通**）烹调豆芽时放点醋，不但能增强豆芽的脆度，还可消除豆腥味。

（**营养师建议**）绿豆在发芽的过程中，维生素 C 的含量会大大提高，而且部分蛋白质也会分解为人体所需的各种氨基酸，某些营养成分可达到绿豆所含营养成分的 7 倍，所以绿豆芽比绿豆营养更丰富。

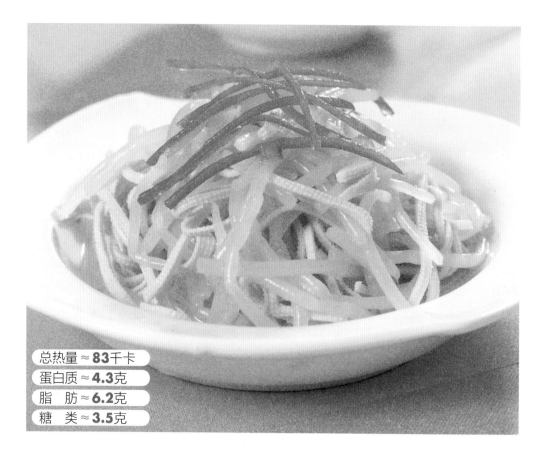

总热量 ≈ **83 千卡**

蛋白质 ≈ **4.3 克**

脂　肪 ≈ **6.2 克**

糖　类 ≈ **3.5 克**

## 玉米山药粥

**原料**　玉米糌 75 克、山药 25 克。
**做法**

❶ 将玉米糌淘洗干净；山药去皮，洗净，切块。

❷ 锅置火上，放入玉米糌和山药块，加适量清水煮成稠粥即可。

（烹饪一点通）山药在削皮时会渗出乳白色的液体，这种液体如果沾到皮肤上，皮肤会非常的痒，所以在削山药皮的时候最好能戴上一次性手套。

（营养师建议）山药含有黏液蛋白，有降低血糖的功效，适量食用有助于治疗糖尿病，是糖尿病患者的食疗佳品。

## 菠菜拌粉丝

**原料**　菠菜 300 克，干粉丝 10 克。
**调料**　葱花、盐、鸡精各适量，香油 5 克。

**做法**

❶ 将菠菜择洗干净，入沸水中焯 30 秒，捞出，沥干水分，稍凉；干粉丝切成 10 厘米左右的段，洗净，入沸水中煮熟，捞出，过凉，沥干水分。

❷ 取盘，放入菠菜段和粉丝，用葱花、盐、鸡精和香油调味即可。

（烹饪一点通）选购菠菜时买那些叶柄短、根小色红、叶色深绿的为好。

（营养师建议）制作粉丝时必须加入明矾，而明矾中含有大量的铝，人体摄入过多的铝会损害中枢神经系统，所以粉丝虽好吃但不宜吃过量。

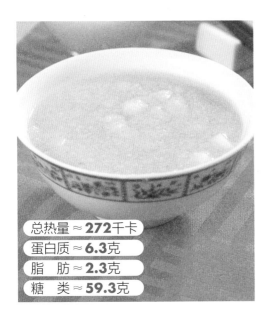

总热量 ≈ **272千卡**
蛋白质 ≈ **6.3克**
脂　肪 ≈ **2.3克**
糖　类 ≈ **59.3克**

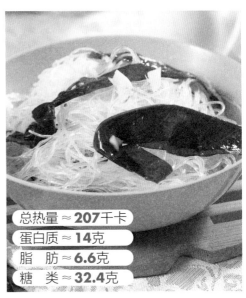

总热量 ≈ **207千卡**
蛋白质 ≈ **14克**
脂　肪 ≈ **6.6克**
糖　类 ≈ **32.4克**

# 1800~1900 千卡推荐周带量食谱

| | | |
|---|---|---|
| **星期一** | **早餐** | 牛奶煮燕麦片（牛奶 250 克、燕麦片 25 克），无糖面包 70 克（熟重），鹌鹑蛋 3 个，芥末莴笋片（莴笋 200 克、香油 4 克）【加餐：李子 200 克（带皮）】 |
| | **午餐** | 高粱米饭（高粱米 25 克、大米 75 克），虾仁冬瓜（鲜虾仁 50 克、冬瓜 100 克、植物油 4 克），青椒炒火腿（青椒 150 克、火腿 10 克、植物油 4 克） |
| | **晚餐** | 馒头（面粉 100 克），土豆炖茄子（土豆 50 克、茄子 150 克、植物油 4 克），炝腐竹圆白菜（腐竹 20 克、圆白菜 150 克、胡萝卜 25 克、植物油 4 克） |
| **星期二** | **早餐** | 豆浆 200 克，素菜包（面粉 75 克、鸡蛋 1 个、茴香 200 克、植物油 3 克），拌杂菜（干黑木耳 5 克、干银耳 5 克、生菜 50 克、番茄 50 克、香油 3 克）【加餐：草莓 200 克】 |
| | **午餐** | 红豆米饭（红豆 25 克，大米 75 克），海带炖丝瓜（水发海带 100 克、丝瓜 150 克、植物油 3 克），肉末拌茼蒿（瘦肉 75 克、茼蒿 100 克、香油 3 克） |
| | **晚餐** | 馒头（面粉 100 克），蚝油生菜（生菜 300 克、植物油 3 克），红烧虾（竹节虾 120 克、植物油 4 克） |
| **星期三** | **早餐** | 麻酱卷（麻酱 5 克、面粉 75 克），豆浆 200 克，蒸蛋羹（鸡蛋 1 个、香油 3 克），黄瓜 150 克【加餐：脱脂牛奶（脱脂奶粉 25 克）】 |
| | **午餐** | 米饭（大米 100 克），蒜香空心菜（空心菜 300 克、香油 4 克），葱油大黄鱼（大黄鱼中段 100 克、植物油 4 克） |
| | **晚餐** | 玉米面发糕（玉米面 25 克、面粉 75 克），鸡肉炒韭菜（鸡脯肉 75 克、韭菜 50 克、植物油 4 克），椒油豇豆（豇豆 200 克、植物油 4 克），拌海蜇（黄瓜 150 克、海蜇皮 100 克、香油 4 克） |

| | | |
|---|---|---|
| 星期四 | 早餐 | 花卷（面粉 75 克），豆腐脑 200 克，茶鸡蛋 1 个，洋葱拌胡萝卜（洋葱 50 克、胡萝卜 60 克、香油 4 克）【加餐：橙子 200 克（带皮）】 |
| | 午餐 | 豌豆饭（干豌豆 25 克、大米 75 克），清炒油麦菜（油麦菜 300 克、植物油 4 克），浇汁平鱼（平鱼 100 克、植物油 4 克） |
| | 晚餐 | 馒头（面粉 100 克），鱼香茄子（茄子 150 克、植物油 4 克），鸡丝拌菜花（鸡脯肉 75 克、菜花 150 克、香油 4 克） |
| 星期五 | 早餐 | 烤饼（面粉 75 克），牛奶 250 克，卤豆腐干 25 克，绿豆芽拌海带丝（绿豆芽 150 克、水发海带 125 克、香油 5 克）【加餐：香瓜 200 克】 |
| | 午餐 | 米饭（大米 100 克），蒜蓉茄子（茄子 200 克、香油 5 克），番茄牛肉（番茄 100 克、牛肉 75 克、植物油 5 克） |
| | 晚餐 | 杂粮粥（大米 50 克、黑米 25 克、燕麦片 25 克），咸鸭蛋 1 个（60 克），肉丝拌青椒（瘦肉 25 克、青椒 400 克、香油 5 克） |
| 星期六 | 早餐 | 豆沙饼（红豆沙 15 克、面粉 60 克），牛奶（奶粉 20 克），茶鸡蛋 1 个，拌什锦菜（芹菜 50 克、洋葱 50 克、紫甘蓝 25 克、香油 4 克）【加餐：柿子 150 克（带皮）】 |
| | 午餐 | 米饭（大米 100 克），韭菜炒虾皮（韭菜 300 克、虾皮 3 克、植物油 4 克），酱排骨（猪排骨 75 克、植物油 4 克） |
| | 晚餐 | 大馅蒸饺（面粉 100 克、瘦肉 50 克、虾仁 25 克、茴香 50 克、植物油 4 克），腐竹拌生菜（腐竹 6 克、生菜 100 克、香油 4 克） |
| 星期日 | 早餐 | 牛奶 250 克，小包子（面粉 75 克、羊肉 25 克、白萝卜 200 克、植物油 3 克），腐乳瓜丁（黄瓜 100 克、腐乳 1 块、香油 2 克）【加餐：杏 200 克（带皮）】 |
| | 午餐 | 莲子饭（干莲子 25 克、大米 100 克），茄汁西兰花（番茄 50 克、菜花 250 克、植物油 3 克），糖醋平鱼（平鱼 100 克、植物油 3 克） |
| | 晚餐 | 馒头（面粉 100 克），炝白菜丝（大白菜 150 克、香油 3 克），蒜苗炒火腿（蒜苗 75 克、火腿 30 克、植物油 3 克） |

# 2000～2100 千卡全天带量食谱

| 早餐 | 牛奶 250 克，牛肉胡萝卜粥（瘦牛肉 50 克、胡萝卜 100 克、大米 100克、香油 4 克），虾皮烧南瓜（南瓜 250 克、植物油 4 克） |
|---|---|
| 午餐 | 杂豆粥（大米 100 克、红豆 25 克、干豌豆 25 克），土豆条烧带鱼（土豆 50 克、带鱼中段 100 克、植物油 6 克），肉丝韭菜薹（瘦猪肉 25 克、韭菜薹 200 克、植物油 4 克） |
| 晚餐 | 窝头（玉米面 75 克、黄豆粉 25 克），酸辣豆腐汤（南豆腐 100 克、香菜 25 克、植物油 4 克） |

## 早　餐

## 虾皮烧南瓜

**原料**　南瓜 250 克。

**调料**　葱花、花椒粉、干朝天椒段、虾皮、盐、鸡精各适量，植物油 4 克。

**做法**

❶ 将南瓜去皮除籽，洗净，切块。

❷ 炒锅置火上，倒入适量植物油，待油温烧至七成热，加葱花、花椒粉、干朝天椒段炒香，加南瓜块和虾皮翻炒均匀。

❸ 加适量清水烧至南瓜块熟透，用盐和鸡精调味即可。

(烹饪一点通) 挑选南瓜时以瓜身周正、个大肉厚、不伤不烂的为佳。

(营养师建议) 老年人常吃虾皮，可预防因自身缺钙所致的骨质疏松症。

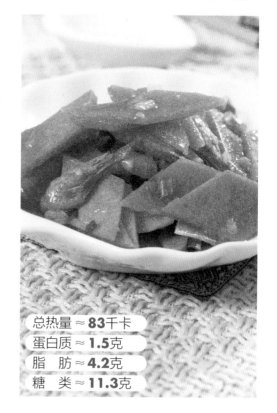

总热量 ≈ **83千卡**
蛋白质 ≈ **1.5克**
脂　肪 ≈ **4.2克**
糖　类 ≈ **11.3克**

# 土豆条烧带鱼

**原料**　带鱼中段 100 克，土豆 50 克。

**调料**　葱花、花椒粉、干朝天椒、蒜片、水淀粉、盐、鸡精各适量，植物油 6 克。

**做法**

❶・将带鱼中段洗净，用盐腌渍 15 分钟；土豆去皮，洗净，切条。

❷・锅置火上，倒入适量植物油，待油温烧至五成热，放入带鱼中段和土豆条煎熟。

❸・原锅留底油烧热，加葱花、花椒粉、干朝天椒段、蒜片炒香，加盐、鸡精和适量清水烧沸。

❹・用水淀粉勾薄芡，放入煎好的土豆条和带鱼中段翻炒均匀即可。

（烹饪一点通）带鱼腥气较重，烹调方法宜选择红烧或糖醋。

（营养师建议）覆盖带鱼身体表面的一层银白色物质为油脂，这种油脂所含的不饱和脂肪酸比带鱼肉还高，所以在吃带鱼时，请不要将这层油脂刮掉。

总热量 ≈ **138**千卡
蛋白质 ≈ **15.7**克
脂　肪 ≈ **6.8**克
糖　类 ≈ **3.5**克

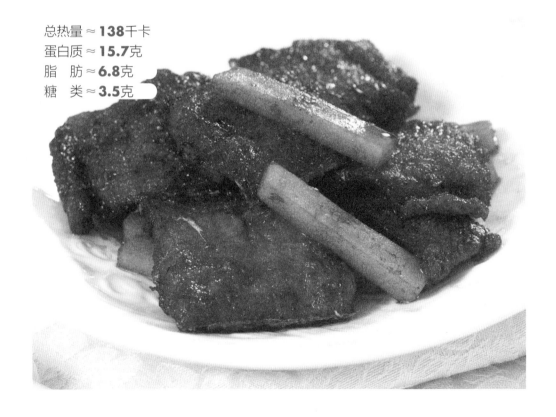

# 窝头

**原料**　玉米面 75 克，黄豆粉 25 克，酵母适量。

**做法**

❶·将酵母用 35℃的温水溶化并调匀，玉米面和黄豆粉倒入盆中，慢慢地加酵母水和适量清水搅拌均匀，揉成光滑的面团。

❷·将面团揪成若干个剂子，依次团成圆团状，在底部按一个洞，醒发 30 分钟，送入烧沸的蒸锅蒸 15~20 分钟即可。

（烹饪一点通）制作窝头时，一般以 500 克面粉加水 200~300 毫升为宜。

（营养师建议）玉米与黄豆混食，其营养全面而丰富，营养价值提高，几乎可与牛肉媲美，可以说这种小窝头的营养搭配非常合理，所以要经常吃一些。

# 酸辣豆腐汤

**原料**　南豆腐 100 克，香菜 25 克。

**调料**　葱花、花椒粉、辣椒面、水淀粉、陈醋、盐、鸡精各适量，植物油 4 克。

**做法**

❶·将豆腐洗净，切丁；香菜择洗干净，切末。

❷·汤锅置火上，倒入适量植物油，待油温烧至七成热，加葱花、花椒粉、辣椒面炒香，放入豆腐块翻炒均匀。

❸·加适量清水烧沸，转小火煮 5 分钟，用陈醋、盐和鸡精调味，水淀粉勾芡，撒上香菜末即可。

（烹饪一点通）用陈醋做菜不但能让菜的口味独特，还能为菜肴增色和杀菌。

（营养师建议）豆腐的颜色应该略带点儿微黄，如果过于死白，有可能添加了漂白剂，不宜选购。

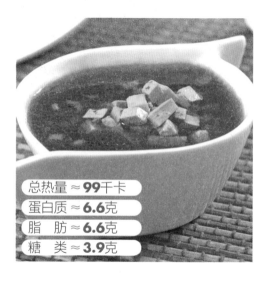

| 总热量 ≈ **360**千卡 |
| 蛋白质 ≈ **14.3**克 |
| 脂　肪 ≈ **7.1**克 |
| 糖　类 ≈ **65.8**克 |

| 总热量 ≈ **99**千卡 |
| 蛋白质 ≈ **6.6**克 |
| 脂　肪 ≈ **6.6**克 |
| 糖　类 ≈ **3.9**克 |

# 2000～2100千卡推荐周带量食谱

| | | |
|---|---|---|
| **星期一** | 早餐 | 烙韭菜盒（面粉100克、鸡蛋1个、韭菜150克、植物油4克），豆浆400克 【加餐：猕猴桃200克（带皮）】 |
| | 午餐 | 米饭（大米125克），虾仁苦瓜（鲜虾仁50克、苦瓜200克、植物油3克），香菇肉丝（鲜香菇100克、瘦肉50克、植物油4克） |
| | 晚餐 | 黑米面馒头（黑米面25克、面粉100克），洋葱拌腐竹（洋葱150克、腐竹20克、香油3克），青椒肉丸（青椒150克、瘦牛肉25克、植物油4克） |
| **星期二** | 早餐 | 无糖面包140克（熟重），牛奶250克，熟火腿50克，黄瓜100克 【加餐：鲜荔枝150克（带皮）】 |
| | 午餐 | 绿豆饭（绿豆25克、大米100克），蒜蓉茼蒿（茼蒿300克、植物油4克），浇汁比目鱼（比目鱼150克、植物油4克） |
| | 晚餐 | 花卷（面粉100克），椒油扁豆丝（扁豆150克、香油3克），牛肉时蔬汤（牛肉75克、土豆100克、洋葱50克、番茄50克、植物油4克） |
| **星期三** | 早餐 | 茴香肉包（面粉100克、茴香150克、瘦肉50克、植物油4克），豆浆400克 【加餐：香蕉100克（带皮）】 |
| | 午餐 | 二米饭（小米25克、大米100克），黄瓜拌金针菇（黄瓜100克、金针菇25克、香油3克），圆白菜排骨汤（圆白菜150克、排骨150克、植物油4克） |
| | 晚餐 | 馒头（面粉125克），蒜薹炒肉（蒜薹150克、瘦肉25克、植物油4克），番茄鸡蛋汤（番茄150克、鸡蛋1个、香油4克） |
| **星期四** | 早餐 | 馒头（面粉50克）、疙瘩汤（面粉50克、瘦肉25克、鸡蛋1个、紫菜3克、香油2克），拌空心菜（空心菜150克、香油2克） |
| | 午餐 | 葱花饼（面粉100克），韭菜炒豆腐丝（韭菜50克、豆腐皮20克、植物油3克），卤鸭肉（鸭肉100克、植物油3克），炝双丝（土豆100克、胡萝卜25克、香油2克）【加餐：桃200克（带皮）】 |
| | 晚餐 | 花卷（面粉125克），肉丝蒜苗（瘦肉25克、蒜苗150克、植物油3克），萝卜海带汤（胡萝卜100克、水发海带、干粉条各50克、植物油2克） |

## 2000~2100 千卡推荐周带量食谱 (续表)

| | | |
|---|---|---|
| 星期五 | 早餐 | 无糖面包140克（熟重），牛奶250克，茶鸡蛋1个，黄瓜150克【加餐：去皮葡萄120克】 |
| | 午餐 | 二米饭（小米25克、大米100克），肉末豇豆（瘦肉50克、豇豆150克、植物油3克），肉烧木耳胡萝卜（瘦肉50克、木耳10克、胡萝卜120克、植物油3克） |
| | 晚餐 | 春饼（面粉125克），鲜蘑瓜片（鲜蘑150克、苦瓜50克、瘦肉25克、植物油3克），虾仁炒豆苗（鲜虾仁50克、豌豆苗150克、植物油3克） |
| 星期六 | 早餐 | 烤饼（面粉100克），豆浆400克，芹菜拌花生米（芹菜150克、花生米15克、香油3克）【加餐：草莓200克】 |
| | 午餐 | 米饭（大米125克），南瓜烧虾皮（南瓜210克、虾皮3克、植物油4克），豆豉鲮鱼（豆豉5克、鲮鱼150克、植物油4克） |
| | 晚餐 | 馒头（面粉125克），小白菜豆腐汤（小白菜150克、豆腐50克、瘦肉25克、植物油3克），蒜薹炒香肠（蒜薹150克、香肠10克、植物油3克） |
| 星期日 | 早餐 | 花卷（面粉75克），牛奶煮燕麦片（牛奶250克、无糖燕麦片25克），茶鸡蛋1个，海带丝拌豆芽（水发海带150克、绿豆芽50克、香油3克）【加餐：柿子100克（带皮）】 |
| | 午餐 | 红豆粥（红小豆25克、大米100克），醋熘白菜（白菜200克、植物油3克），鸡片炒韭菜（鸡脯肉100克、韭菜100克、植物油3克） |
| | 晚餐 | 米饭200克（熟重），蚝油生菜（生菜200克、植物油5克），瓜片肉丁（黄瓜100克、瘦猪肉25克、植物油5克），肉丝萝卜汤（瘦肉25克、白萝卜50克、植物油3克）【加餐：馒头（面粉125克），青椒丝拌豆腐丝（青椒120克、豆腐皮50克、香油3克），黄花菜炒肉（瘦肉25克、干黄花菜50克、植物油3克）】 |

# 第 2 章

# 主食

## 怎样吃主食

　　糖尿病患者不宜一味减少主食的量，不然其能量需要就要通过蛋白质类和脂肪类食物来满足，造成膳食中某种营养素过少而其他营养素过多，这样的饮食结构是失衡的。如果每日纯碳水化合物供应量达不到125克，可能会造成糖尿病患者出现酮酸症而发生危险。

　　从营养学的角度来讲，糖尿病患者膳食中碳水化合物所产生的能量应占总能量的50%～60%。主食是饮食中提供碳水化合物的主要食物，此外，蔬菜、水果等也含有碳水化合物。不同主食的血糖反应不同，且主食中含有的可消化碳水化合物含量也不同。对于糖尿病患者来说，主食应选择低血糖指数和富含膳食纤维的食材。如果老年人的胃肠功能比较弱，膳食纤维中的不溶性膳食纤维对胃黏膜会有机械性损害作用，易引发胃部不适，此时就要注意主食中的粗细粮搭配，粗粮占比在1/3左右为宜。

## 每天吃多少主食

　　主食中富含碳水化合物，碳水化合物摄入过多，可使血糖升高而增加胰岛素的负担；碳水化合物摄入太少，容易引起脂肪过度分解，导致糖尿病患者酮中毒。糖尿病初期患者每天宜摄取主食200克左右，接下来可根据尿糖、血糖和用药情况加以调整，个别重体力劳动者每天主食量控制在400～500克，中等体力劳动者为300～400克，轻体力劳动者为250～300克，极轻体力劳动包括卧床休息者为200～250克。此外，还应严格限制蔗糖、果糖、蜂蜜、麦芽糖等纯糖制品。

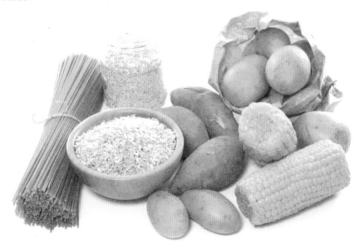

## 尽量不吃的五谷及其制品

油条，月饼，麻花，饼干，蛋糕，方便面，汉堡包，三明治，比萨饼，锅巴，爆米花，西谷米。

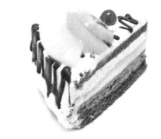

## 适量少吃的五谷制品

面包，绿豆糕，红豆沙，年糕，粽子，油面筋，挂面，花卷，烙饼，烧饼，馒头。

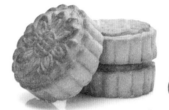

## 能不能吃豆类及其制品

糖尿病患者可以吃豆类及其制品。因为豆类及其制品所含有的膳食纤维不但能果腹以减轻饥饿感，还能使葡萄糖的吸收减慢，改善葡萄糖耐量，降低空腹血糖和餐后血糖的浓度，效果更为显著的是降低餐后血糖上升的幅度。但糖尿病患者必须注意，如果您的肾功能已有损害，则不宜过量食用豆类及其制品。

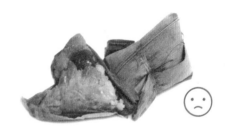

## 哪些豆类及其制品尽量不吃

油豆腐，油豆泡。

## 哪些豆类及其制品适量少吃

臭豆腐，酱豆腐。

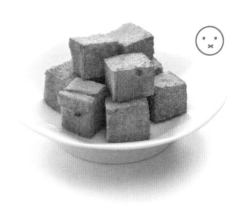

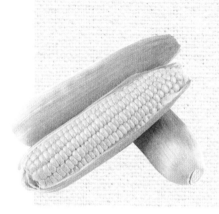

# 玉米 调节胰岛素分泌

| 降糖关键词 | 膳食纤维 | 镁 | 谷胱甘肽 | |
|---|---|---|---|---|
| GI 与 GL | 鲜玉米 | GI 55 | GL 10.9 | |
| | 玉米面 | GI 68 | GL 53.4 | |

玉米富含膳食纤维，食用后可延缓消化速度，减少食物的摄取量。玉米中所含有的镁、谷胱甘肽等，具有调节胰岛素分泌的功效。此外，玉米须能够降低血糖。

## 烹调宜忌

1. 不要食用发霉的玉米，玉米发霉后会产生强致癌物黄曲霉毒素，严重影响健康。

2. 玉米适宜干眼症、气管炎、皮肤干燥、肾炎水肿、肝硬化腹水、膀胱炎、尿道炎患者食用。

### 营养档案

**性味归经** ————————
性平，味甘，归脾、胃经。

**营养功效** ————————
玉米含有蛋白质、脂肪、淀粉、维生素 A、维生素 B$_1$、维生素 B$_2$、维生素 B$_6$、维生素 E、胡萝卜素、膳食纤维、镁、磷、铁等营养素，能调理胃肠疾病、利尿止血、清热通淋，还能有效预防高血压，并且有美容效果。

## 食用宜忌

1. 用玉米煮粥时，宜添加少量碱，这样可以释放玉米中过多的烟酸，还有利于保存维生素 B$_1$ 和维生素 B$_2$ 等营养素。

2. 玉米宜和豆类搭配烹调，因玉米和豆类氨基酸的种类不同，同食可以起到蛋白质互补作用。

### 推荐降糖食谱

## 玉米面菠菜粥

**材料** 菠菜 50 克，玉米面 100 克。
**调料** 盐、花椒粉、鸡精各适量，香油 1 克。

**做法**

❶ 菠菜择洗干净，焯水，捞出放冷水里过凉，沥干水分后切末。

❷ 将玉米面用冷水调成稀糊状。

❸ 将调稀后的玉米面水糊倒入锅内再加入适量的水煮成稠粥，撒入菠菜末，放入盐、花椒粉、鸡精和香油调味即可。

总热量 ≈ **373** 千卡　蛋白质 ≈ **5.3** 克
脂　肪 ≈ **5.6** 克　糖　类 ≈ **75.4** 克

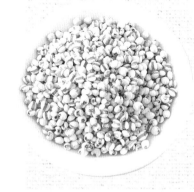

# 薏米 显著降低高血糖

| 降糖关键词 | 维生素 $B_2$　薏苡仁酯　豆甾醇<br>谷甾醇　矿物质　氨基酸 | | |
|---|---|---|---|
| GI 与 GL | GI | 71 | GL | 48.4 |

薏米也叫薏苡仁，含有蛋白质、维生素 $B_2$、薏苡仁酯、豆甾醇，还有钙、镁等矿物质，以及亮氨酸、精氨酸、赖氨酸、酪氨酸等多种氨基酸。有学者研究发现：薏米水提取物能显著降低高血糖，可用于制成降糖保健品。

## 烹调宜忌

薏米烹调前宜用清水浸泡数小时，然后用小火慢煮。

### 营养档案

**性味归经**
性凉，味甘、淡，归脾、胃、肺经。

**营养功效**
薏米含有薏苡仁油、薏苡仁酯、脂肪、氨基酸等，有增强人体免疫功能、抗菌、抗癌、利水、健脾、除痹、清热排脓的功效。薏米可用来治疗水肿、脚气、脾虚泄泻，也可用于肺痈、肠痈等病的治疗。

## 食用宜忌

薏米有显著的抗癌作用，特别适合癌症患者在放疗、化疗后食用。

### 推荐降糖食谱

## 冬瓜薏米瘦肉汤

**材料** 冬瓜 100 克，薏米 100 克，瘦猪肉 50 克。

**调料** 葱花、花椒粉、盐、鸡精各适量，植物油 2 克。

**做法**

❶ 冬瓜连皮洗净切块；瘦猪肉切成片。

❷ 薏米、瘦猪肉放到锅中加入适量水煮开后，改小火煮两小时。

❸ 放入冬瓜煮 20 分钟，加入葱花、花椒粉、盐、鸡精和植物油调味即可。

（烹饪一点通） 冬瓜分为青皮、黑皮、白皮三种类型，以黑皮冬瓜最佳，且在购买时要用手指压冬瓜果肉，肉质致密者口味好。

总热量 ≈ **455 千卡**　蛋白质 ≈ **23.3 克**
脂　肪 ≈ **8.6 克**　糖　类 ≈ **74.5 克**

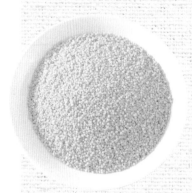

# 小米 适合糖尿病患者常食用

| 降糖关键词 | 铁 钙 锌 硒 磷 镁 | | | |
|---|---|---|---|---|
| GI 与 GL | GI | 71 | GL | 52.2 |

小米含有丰富的铁、钙、锌、硒、磷、镁等元素，可调节血糖水平。中医认为，小米粥有清热解渴、健胃除湿的功效，适合糖尿病患者经常食用。

## 烹调宜忌

1. 烹调小米时不宜放碱。

2. 小米宜与大豆或肉类食物混合食用，这是由于小米的氨基酸中缺乏赖氨酸，而大豆和肉类的氨基酸中富含赖氨酸，可以补充小米缺乏赖氨酸的不足。

### 营养档案

**性味归经**
性凉，味甘、咸，归肾、脾、胃经。陈小米性寒，味苦。

**营养功效**
小米富含蛋白质、脂肪、膳食纤维、碳水化合物、维生素 $B_1$、维生素 $B_2$、钙、磷、铁、硒、锌、镁等，具有清热健胃、滋阴养血、止呕、消渴、利尿、调理血管硬化的功效。

## 食用宜忌

老人、病人、产妇宜食用小米。

### 推荐降糖食谱

## 小米面发糕

**材料** 小米面 100 克，黄豆面 50 克，酵母适量。

**做法**

❶ 用 35℃ 左右的温水将酵母融化开；小米面、黄豆面放盆内，加温水、酵母水和成较软的面团，醒发 20 分钟。

❷ 将屉布浸泡后铺在屉上，放入面团，用手抹平，旺火沸水蒸半小时至熟。

❸ 蒸熟的发糕扣在案板上，稍凉，切成长方小块即可。

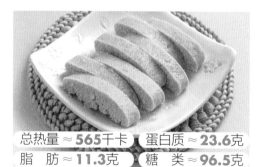

| 总热量 ≈ 565 千卡 | 蛋白质 ≈ 23.6 克 |
|---|---|
| 脂 肪 ≈ 11.3 克 | 糖 类 ≈ 96.5 克 |

## 五彩米饭

**材料** 糯米 100 克，小米、黑米、绿豆、红豆各 25 克。

**做法**

❶ 将糯米、小米、黑米、绿豆和红豆淘洗干净，分别浸泡。

❷ 将泡好的米放入电饭锅内，加适量水蒸到米熟、开关跳起即可。

(烹饪一点通) 蒸饭前有意将入锅的米粒堆出斜度，使厚端浸水少，薄端浸水多，那么蒸出来的米饭软硬都有，轻松解决了众口难调的问题。

总热量 ≈ **677千卡**
蛋白质 ≈ **22.4克**
脂　肪 ≈ **2.8克**
糖　类 ≈ **146.5克**

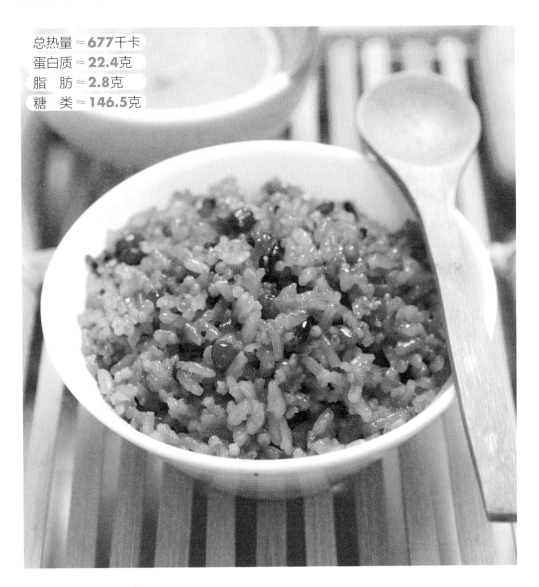

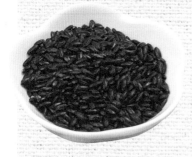

# 黑米

## 可降低人体对葡萄糖的吸收速度

| 降糖关键词 | 膳食纤维 | | | |
|---|---|---|---|---|
| GI 与 GL | GI | 87 | GL | 59.4 |

黑米富含膳食纤维，可降低人体对葡萄糖的吸收速度，防止餐后血糖急剧上升，维持血糖平衡，有利于糖尿病患者病情的改善。

## 烹调宜忌

1. 熬黑米时最好用小火长时间熬，这样黑米的醇香和营养才能出来。

2. 黑米的米粒外有一层坚韧的种皮包裹，不易煮烂，可以用水洗净后，浸泡一夜再煮，但泡米水最好不要倒掉，以免营养随水溜走。

3. 黑米的营养损失会随着淘洗的次数增加而增加，所以淘洗干净即可，不要次数过多。

## 食用宜忌

产妇适宜多吃黑米食品。不要食用未煮烂的黑米，易引起急性肠胃炎。

### 推荐降糖食谱

## 黑米面馒头

**材料** 面粉 50 克，黑米面 25 克，酵母适量。

**做法**

❶ 将酵母用 35℃ 的温水化开并调匀；将面粉和黑米面倒入盆中，慢慢地加酵母水和适量清水搅拌均匀，揉成光滑的面团。

❷ 将面团平均分成若干小面团，揉成团，制成馒头生坯，醒发 30 分钟，放入烧沸的蒸锅蒸 15～20 分钟即可。

---

### 营养档案

**性味归经**

性平，味甘，归肝、肾、脾、胃经。

**营养功效**

黑米含有锰、锌、铜等矿物质；还含有维生素 C、叶绿素、花青素、胡萝卜素及强心苷等特殊成分，具有明目活血、开胃益中、健脾暖肝、补脑健肾、补血养气、乌发的功效，对于少年白发、妇女产后虚弱、病后体虚以及肾虚、贫血均有很好的补益作用。

---

| 总热量 ≈ **242 千卡** | 蛋白质 ≈ **8.3 克** |
|---|---|
| 脂 肪 ≈ **1.3 克** | 糖 类 ≈ **55.7 克** |

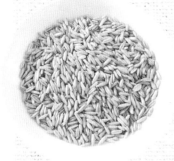

# 燕麦 使餐后血糖上升平缓

| 降糖关键词 | 水溶性膳食纤维 | | |
|---|---|---|---|
| GI 与 GL | GI | 65 | GL | 31.1 |

燕麦中的水溶性膳食纤维具有使餐后血糖上升平缓的效果，有助于糖尿病患者控制血糖。

## 烹调宜忌

避免长时间高温煮燕麦片，以防止维生素被破坏。

## 食用宜忌

燕麦营养虽然丰富，但一次不宜吃得太多，否则会造成胃痉挛或者腹部胀气。

### 营养档案

**性味归经**
性温，味甘，归脾、胃经。

**营养功效**
燕麦含有不饱和脂肪酸及可溶性纤维和皂苷等，可以降低血液中胆固醇与三酰甘油（旧称"甘油三酯"）的含量，既能调脂减肥，又可帮助降低血糖，预防动脉粥样硬化、高血压、冠心病，还有润肠通便的作用。燕麦中富含维生素 E，可以抗氧化、美肌肤，具有很好的美容功效。燕麦还具有补益脾胃、滑肠、止虚汗和止血等功效。

### 推荐降糖食谱

## 凉拌燕麦面

**材料** 燕麦面 100 克，黄瓜 100 克。
**调料** 盐、鸡精、香菜末、蒜末各适量，香油 2 克。

**做法**

❶ 将燕麦面加适量水揉成光滑的面团，醒 20 分钟后擀成一大张薄面片，将面片切成细丝后蘸干燕麦面抓匀、抖开即成手擀面。

❷ 将燕麦手擀面煮熟，捞出，过凉；黄瓜洗净，切丝。

❸ 将黄瓜丝放在煮好的燕麦手擀面上，加入盐、鸡精、香菜末、蒜末、香油调味即可。

（烹饪一点通） 煮湿面条要用大火，否则温度不够高，面条表面不易形成黏膜，面条就会溶化在水里。

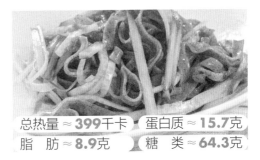

| 总热量 ≈ **399千卡** | 蛋白质 ≈ **15.7克** |
|---|---|
| 脂 肪 ≈ **8.9克** | 糖 类 ≈ **64.3克** |

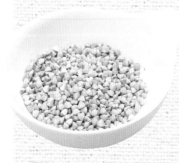

# 荞麦
## 改善葡萄糖耐量，延缓餐后血糖上升的幅度

| 降糖关键词 | 黄酮 镁 铬 膳食纤维 | | | |
|---|---|---|---|---|
| **GI 与 GL** | GI | 54 | GL | 38.9 |

荞麦含有的黄酮以及镁、铬等元素，能降低血糖。荞麦富含膳食纤维，可改善葡萄糖耐量，延缓餐后血糖上升的幅度，对糖尿病患者十分有利。

## 烹调宜忌

荞麦质较硬，直接烹煮不易做熟，烹调前宜先用清水浸泡数小时。

## 食用宜忌

1. 荞麦一次不可食用太多，否则易造成消化不良。

2. 脾胃虚寒、消化功能差的人不宜食用荞麦。

推荐降糖食谱

## 素馅荞麦蒸饺

**材料**　荞麦面250克，鸡蛋1个，韭菜100克，干虾仁10克。

**调料**　姜末、盐、味精各适量，香油4克。

**做法**

❶ 将鸡蛋打入碗内，搅匀，加盐，放油锅中煎成蛋饼，取出切碎；韭菜洗净，切末；干虾仁泡发洗净，切末。

❷ 将鸡蛋、虾仁、韭菜、姜末放入盆中，加盐、味精、香油拌匀，调成素馅。

❸ 荞麦面放入盆内，用温水和成软硬适中的面团，擀成饺子皮，包入素馅，收边捏紧，呈饺子形，码入笼屉。

❹ 锅中加水煮沸，放入笼屉，大火蒸20分钟即可。

总热量 ≈ **922**千卡　　蛋白质 ≈ **37.6**克

脂　肪 ≈ **17.3**克　　糖　类 ≈ **170**克

### 营养档案

**性味归经**
性平，味甘，归脾、胃、大肠经。

**营养功效**
荞麦富含蛋白质、脂肪、膳食纤维、碳水化合物、维生素$B_1$、维生素$B_2$、维生素PP、镁、铬、钙、磷、铁、钠、钾等营养成分，具有止咳、平喘、祛痰、健胃、消积、止汗、抗菌、消炎、降低血脂、抗血栓、预防脑出血的功效。

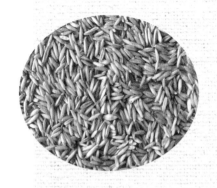

# 莜麦 减轻糖尿病患者的自觉症状

| 降糖关键词 | 钾　锌　镁 | | | |
|---|---|---|---|---|
| GI与GL | GI | 37 | GL | 14.5 |

莜麦含有的钾、锌、镁等元素，可促进胰岛素的形成和分泌，能够降低血糖。轻症糖尿病患者如果每天能吃一次莜麦，不但血糖、尿糖降低，而且自觉症状可减轻。

## 烹调宜忌

莜麦质较硬，直接烹煮不易做熟，烹调前宜先用清水浸泡数小时。

## 食用宜忌

莜麦宜与肉类搭配烹调，两者同吃有抗疲劳的作用。

脾胃虚寒者、胃及十二指肠溃疡患者忌食荞麦。

### 营养档案

**性味归经**
性寒，味甘，归胃、肾经。

**营养功效**
莜麦富含蛋白质、多种维生素、磷、钾、镁、锌、铁及8种氨基酸，能抗疲劳、耐饥抗寒、降血脂、降血糖、降血压，可用于疲劳综合征、糖尿病、高脂血症、高血压等病的调养。

### 推荐降糖食谱

## 莜麦鸡丝面

**材料** 莜麦面100克，鸡胸脯肉50克，菠菜100克。

**调料** 葱花、花椒粉、盐、酱油、味精各适量，香油3克。

**做法**

1. 将菠菜洗净，放入沸水中焯一下，入冷水过凉，捞出沥水，切段；鸡胸脯肉切成丝。

2. 炒锅放香油烧热，下葱花、花椒粉炒出香味后放入鸡丝，待鸡丝变白时加适量水烧至熟透。

3. 加菠菜段翻炒片刻后用酱油、盐和味精调味，鸡丝卤就做好了。

4. 莜麦面加水和成较硬的面团，用擀面杖擀成面条，放入沸水中煮熟，捞出，过凉，将鸡丝卤浇在莜麦面条上即可。

总热量 ≈ **481**千卡　　蛋白质 ≈ **24.2**克
脂　肪 ≈ **13**克　　糖　类 ≈ **73.1**克

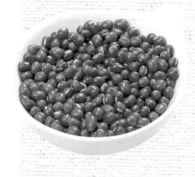

# 红小豆

**调理糖尿病合并肥胖症、高脂血症**

| 降糖关键词 | 膳食纤维 维生素 E 钾 镁 锌 硒 | | | |
|---|---|---|---|---|
| GI 与 GL | GI | 27.2 | GL | 17.2 |

红小豆俗称红豆，含膳食纤维高，热量偏低，且富含维生素 E 以及钾、镁、锌、硒等营养成分，具有降血糖、降血脂的功效，是糖尿病患者理想的降血糖和降血脂的食物。经常适量食用红豆及其制品，不仅能降低血糖，还兼有对糖尿病合并肥胖症、高脂血症的调理作用。

## 烹调宜忌

红小豆的豆质较硬，直接烹煮不易做熟，烹调前宜先用清水浸泡数小时。

### 营 养 档 案

**性味归经**
性平，味甘、酸，归心、小肠经。

**营养功效**
红小豆含有蛋白质、脂肪、糖类、膳食纤维、钙、磷、钾、镁、锌、硒、铁、维生素 $B_1$、维生素 $B_2$、烟酸、维生素 E 等，具有除烦热、散血肿、消胀满、利小便、通乳的功效。

## 食用宜忌

1. 哺乳期妇女及有水肿者尤其适宜吃红小豆。

2. 尿频的人不宜多食红小豆。

### 推荐降糖食谱

## 莲子百合红小豆粥

**材料** 干莲子 5 克，干百合适量，红小豆 25 克，大米 100 克。

**做法**

❶ 将红小豆洗净，浸泡 4 小时；将干莲子、干百合分别放水中浸泡 2 小时；大米淘洗干净，浸泡 30 分钟。

❷ 将红小豆、干莲子、大米加适量水煮开，放入百合转小火煲 2 小时即可。

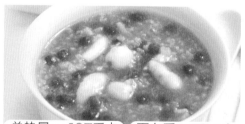

| 总热量 ≈ **437千卡** | 蛋白质 ≈ **13.7克** |
|---|---|
| 脂 肪 ≈ **0.9克** | 糖 类 ≈ **96.7克** |

## 红小豆粥

**材料** 红小豆10克，大米20克。

**做法**

❶• 将红小豆用凉水浸泡4~6小时。

❷• 将大米淘洗干净。

❸• 将浸泡后的红小豆冲洗干净。

❹• 将大米和红小豆一同倒入锅内，放上适量的水熬煮成稠粥即可。

（烹饪一点通）红小豆豆质较硬，与大米一同蒸煮往往大米已经熟了，但红小豆还是硬的，所以红小豆需要提前浸泡4~6小时。

总热量 ≈ **100千卡**
蛋白质 ≈ **3.6克**
脂 肪 ≈ **0.2克**
糖 类 ≈ **21.8克**

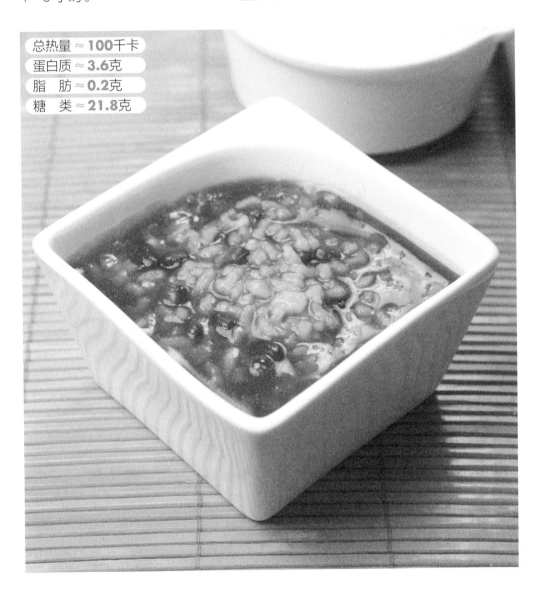

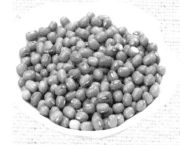

# 绿豆

## 适宜糖尿病合并肾病患者做主食

| 降糖关键词 | B 族维生素　钾　镁　铁 | | | |
|---|---|---|---|---|
| GI 与 GL | GI | 27 | GL | 15 |

绿豆富含维生素和矿物质，其中B 族维生素及钾、镁、铁等的含量要远远高于其他谷类，有止渴降糖、消水肿、利小便的作用，糖尿病合并肾病的患者可食用绿豆。

## 烹调宜忌

1. 煮绿豆忌用铁锅，因为豆皮中所含的单宁遇铁后会发生化学反应，生成黑色的单宁铁，并使绿豆的汤汁变为黑色，影响味道及人体的消化吸收。

2. 绿豆可与大米、小米掺和起来制作干饭、稀饭等主食，也可磨成粉后制作糕点及小吃。

### 营养档案

**性味归经**
性凉，味甘，归心、胃经。

**营养功效**
绿豆含有蛋白质、糖类、钙、钾、镁、铁、胡萝卜素、维生素 $B_1$、维生素 $B_2$、烟酸、磷脂等，能解暑止渴、清热解毒、利小便，并对治疗痈肿、水湿泻痢以及农药中毒等症有明显疗效。

## 食用宜忌

1. 绿豆具有解毒的功效，体质虚弱和正在吃中药的人不要多吃。

2. 绿豆性凉，脾胃虚寒、肾气不足、腰痛的人不宜多吃。

### 推荐降糖食谱

### 玉米绿豆粥

**材料**　玉米糁 100 克，绿豆 50 克。
**做法**

❶ 绿豆洗净，放入冷水中浸泡 2 小时，连水煮 2 小时，取出。

❷ 玉米糁洗净，加水，小火煮 1 小时，加入煮好的绿豆汤，煮沸即可。

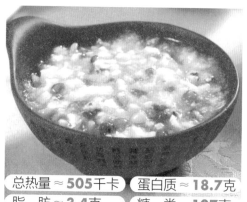

| 总热量 ≈ 505 千卡 | 蛋白质 ≈ 18.7 克 |
|---|---|
| 脂　肪 ≈ 3.4 克 | 糖　类 ≈ 107 克 |

# 绿豆糕

**材料**　绿豆面 50 克，面粉 100 克。

**调料**　酵母适量。

**做法**

❶·用 35℃ 左右的温水将酵母融化开；绿豆面、面粉放盆内，加温水、酵母水和成较软的面团，醒发 20 分钟。

❷·将屉布浸泡后铺在屉上，放入面团，用手抹平，大火沸水蒸 30 分钟至熟。

❸·蒸熟的绿豆糕扣在案板上，待稍凉，切成小块即可。

总热量 ≈ **509千卡**
蛋白质 ≈ **21.6克**
脂　肪 ≈ **1.9克**
糖　类 ≈ **106.5克**

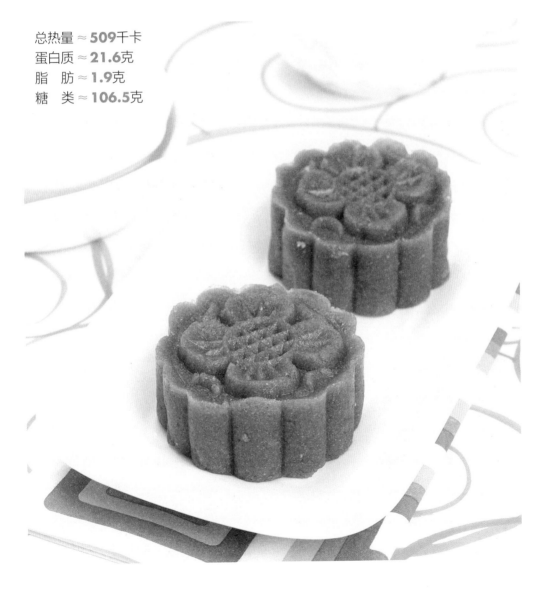

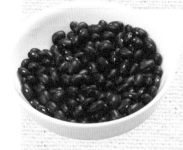

# 黑豆

## 提高糖尿病患者对胰岛素的敏感性

| 降糖关键词 | 铬 | | | |
|---|---|---|---|---|
| **GI 与 GL** | GI | 30 | GL | 10.1 |

黑豆含有丰富的铬，铬能帮助糖尿病患者提高对胰岛素的敏感性，有助于糖尿病的治疗。

## 烹调宜忌

1. 黑豆同甘草煎汁饮用，可帮助药物中毒的人解药毒。

2. 食用黑豆时不宜去皮，黑豆皮含有花青素，是很好的抗氧化剂来源，能清除人体内的自由基。

## 食用宜忌

小儿一次不宜食用太多。

### 营养档案

**性味归经**

性平，味甘，归脾、肾经。

**营养功效**

黑豆营养全面，含有丰富的蛋白质、维生素、矿物质，具有活血、利水、祛风、解毒、延缓衰老、降低血液黏稠度的功效。此外，黑豆的皮呈黑色，含有花青素，花青素是很好的抗氧化剂，能清除人体内的自由基。

### 推荐降糖食谱

## 黑豆粥

**材料** 黑豆 50 克，大米 30 克。
**做法**

❶ 将黑豆洗净，用清水浸泡 4 小时；大米淘洗干净，浸泡 30 分钟。

❷ 锅置火上，倒入适量的清水煮沸，放入黑豆用大火煮沸，然后转小火煮，待黑豆煮至六成熟加入大米，转小火煮 30 分钟至黏稠即可。

（营养师建议）黑豆具有高蛋白、低热量的特性，含有较多的钙、磷、铁等矿物质和胡萝卜素以及维生素 $B_1$、维生素 $B_2$、维生素 $B_{12}$ 等人体所需的各种营养素，但黑豆不易消化，肠胃不好者慎食。

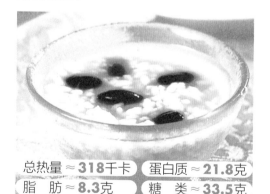

| 总热量 ≈ **318 千卡** | 蛋白质 ≈ **21.8 克** |
|---|---|
| 脂 肪 ≈ **8.3 克** | 糖 类 ≈ **33.5 克** |

第 **3** 章

菜肴

## 为什么要吃蔬菜

蔬菜的糖含量一般较低且含有丰富的膳食纤维，可增加饱腹感，保持大便通畅。此外，蔬菜富含维生素C、B族维生素、磷、锌、镁等营养素，不但能够补充人体每天的消耗，还能对糖尿病起到较好的辅助治疗作用。

## 每天吃多少蔬菜

蔬菜分为根菜类，鲜豆类，茄果、瓜菜类，嫩茎、叶、花菜类，薯芋类以及葱蒜类等，它们含糖的量各不相同，嫩茎、叶、花菜类蔬菜的糖含量较低，糖尿病患者每天摄入此类蔬菜的量不必严格限制，一般可食500～1000克。薯芋类等含糖量相对较高的蔬菜糖尿病患者不宜多吃，且一定要相应减少主食的量。

## 哪些蔬菜尽量不吃（即使吃，也应替换主食）

甜菜，土豆，红薯，凉薯，芋头，菱角，百合，藕。

## 哪些蔬菜适量少吃

辣椒，韭菜，大葱，香菜，雪里蕻，香椿芽，苤蓝，黄花菜，菜瓜，酸菜，榨菜，酱黄瓜。

## 能不能吃肉食

肉类是人体蛋白质的主要来源之一，与植物蛋白质相比，动物性蛋白更接近于人体，更容易被人体消化、吸收和利用，而且肉食富含人体必需氨基酸、维生素和微量元素。

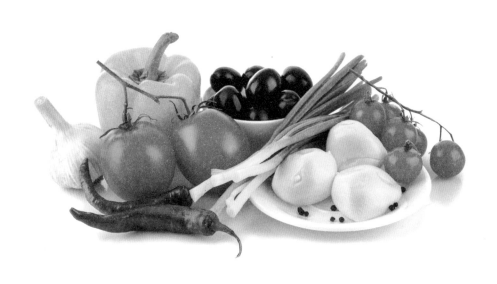

另外，肉食含热量较高，有利于主食的控制。很多人都有这种体会，吃了肉食就不容易饿，如果只吃素食就容易饿。因此，适当地吃肉对糖尿病患者是有利的。

## 每天吃多少肉食

糖尿病患者吃肉食要适量，以每天吃100～150克为宜。食用方法以肉丝炒蔬菜为主，少吃炖肉。至于吃哪种肉比较合适，应该说糖尿病患者各种肉都能吃，但是从蛋白质结构是否富含不饱和脂肪酸的角度来看，鱼肉好于鸡肉、鸭肉、鹅肉，鸡肉、鸭肉、鹅肉又比猪肉、牛肉、羊肉好。

所以，糖尿病患者选择肉类食品时"吃四条腿的（畜）不如吃两条腿的（禽），吃两条腿的不如吃没有腿的（鱼）"。糖尿病患者如果每天吃150克肉食，建议畜肉、禽肉和鱼肉各50克。

## 尽量不吃的肉食

午餐肉，香肠，猪肉松，火腿，羊肉，猪脑，羊脑，牛脑，炸鸡。

## 适量少吃的肉食

扒鸡，清蒸猪肉，煨牛肉，猪肚，羊肚，牛肚，猪肝，羊肝，牛肝，鹅肝，猪腰，羊腰，牛腰，猪心，鸡心，猪肺，猪蹄，猪肠。

## 怎么吃鸡蛋

蛋类食物营养丰富，而且蛋类含有丰富的容易被吸收的蛋白质和大量的微量元素，吃一个鸡蛋要比吃同样的粮食耐饿得多，无论是作为主食、副食还是加餐食用，都是一种较好的食品。但是，蛋类毕竟含有较高的热量，特别是蛋黄中的热量及胆固醇含量较高，虽然营养丰富却不宜多吃。糖尿病患者每天吃一个鸡蛋比较适宜，如果吃两个或两个以上的鸡蛋，最好只吃一个蛋黄，以免对体重和胆固醇水平产生影响。土鸡蛋的风味更佳，蛋黄的个头比一般鸡蛋大，胆固醇含量也相对更高，存在脂代谢异常的老年人需要注意。

## 尽量不吃或少吃的蛋

松花蛋，咸鸭蛋。

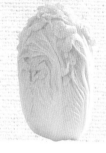

# 白菜 低糖蔬菜，具有降血糖的功效

| 降糖关键词 | 膳食纤维 |
|---|---|
| **每100克食物热量** | 20千卡 |

白菜膳食纤维的含量相当丰富，不仅能够促进胃肠蠕动，还具有降血糖的功效。白菜属于低糖蔬菜，很适合糖尿病人食用，因为它不会引起血糖的剧烈变化。

## 烹调宜忌

1. 白菜烹调时，不宜用水焯透，以免损失大量的维生素和微量元素。

2. 切白菜时宜顺其纹理切，这样切不但易熟，口感好，而且维生素流失少。

### 营养档案

**性味归经** ————————
性凉，味甘，归脾、胃经。

**营养功效**
白菜含有蛋白质、多种维生素和钙、磷、铁等矿物质以及大量的膳食纤维，具有清热、除烦、止渴、解酒、防坏血病、防止大便干燥、抗衰老、抗癌等功效。

## 食用宜忌

1. 忌吃腐烂的白菜，白菜在腐烂的过程中会产生亚硝酸盐，亚硝酸盐能使血液中的血红蛋白丧失携氧能力，使人体发生严重缺氧，甚至危及生命。

2. 不要吃隔夜的熟白菜，因为隔夜的熟白菜会产生亚硝酸盐，亚硝酸盐在人体内会转化为致癌物质亚硝胺。

### 推荐降糖食谱

## 白菜心拌海蜇

**材料** 大白菜心200克，海蜇皮100克。

**调料** 蒜泥、盐、味精、醋各适量，香油2克。

### 做法

❶ 将海蜇皮放冷水中浸泡3小时，洗净，切细丝；大白菜心择洗干净，切成细丝。

❷ 将海蜇丝和大白菜丝一同放入一个盛器中，加蒜泥、盐、味精、醋、香油拌匀即可。

| 总热量 ≈ **75**千卡 | 蛋白质 ≈ **5.9**克 |
|---|---|
| 脂 肪 ≈ **2.5**克 | 糖 类 ≈ **8.6**克 |

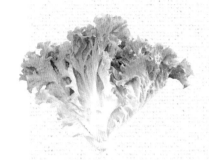

# 生菜 减缓餐后血糖升高，调理心血管并发症

| 降糖关键词 | 钾 钙 铁 膳食纤维 |
|---|---|
| 每100克食物热量 | 16千卡 |

生菜富含钾、钙、铁等矿物质和膳食纤维，可降血糖、减缓餐后血糖升高，调理由糖尿病引起的心血管并发症。

## 烹调宜忌

1. 生菜的农药残留较高，烹调或生吃前宜用小苏打水浸泡10分钟。

2. 生菜宜切碎后用少量油炒后食用，这种烹调后食用的方法与生吃相比，其营养素的吸收率可提高10倍左右。

### 营养档案

**性味归经**

性凉，味甘苦，归胃、膀胱经。

**营养功效**

生菜含有维生素 $B_1$、维生素 $B_2$、维生素 $B_6$、维生素C、维生素E、β-胡萝卜素、膳食纤维、钙、磷、钾、钠、镁及少量的铜、铁、锌，能保护肝脏、促进胆汁形成、预防胆石症和胆囊炎、清除血液中的垃圾、利尿、防止便秘，还对胰腺癌有明显的抑制作用。

## 食用宜忌

生菜性凉，脾胃虚寒、尿频的人应少吃。

### 推荐降糖食谱

## 蒜蓉生菜

**材料** 生菜250克。

**调料** 蒜蓉、葱花、花椒粉、盐、鸡精各适量，植物油4克。

**做法**

❶ 将生菜择洗干净，撕成小片。

❷ 炒锅倒入植物油烧至七成热，下葱花、花椒粉炒出香味，倒入生菜炒软，用盐、鸡精、蒜蓉调味即可。

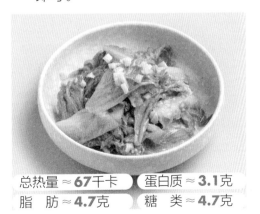

| 总热量 ≈ **67千卡** | 蛋白质 ≈ **3.1克** |
|---|---|
| 脂 肪 ≈ **4.7克** | 糖 类 ≈ **4.7克** |

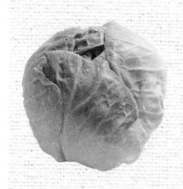

# 卷心菜 调节糖代谢，调理心脏病等并发症

| 降糖关键词 | 维生素 E　B 族维生素 |
| | 维生素 C　钾　低热量 |

| 每 100 克食物热量 | 25 千卡 |

卷心菜富含维生素 E，维生素 E 可促进人体内胰岛素的形成和分泌，调节糖代谢。此外，卷心菜还富含 B 族维生素、维生素 C 和钾，常吃能有效预防由糖尿病引起的心脏病等并发症。卷心菜的含糖量少，热量值低，堪称糖尿病患者的理想食物。

## 烹调宜忌

1. 卷心菜宜用急火快炒，迅速成菜，这样烹调其维生素 C 损失最少。

2. 用卷心菜做汤时要等汤煮开后再放入卷心菜，煮时应加盖。

### 营养档案

**性味归经**
性平，味甘，归脾、胃经。

**营养功效**
卷心菜含有多种人体必需的氨基酸、维生素 C、维生素 $B_1$、维生素 $B_2$、维生素 E、维生素 U、钾、钙等，可增进食欲、促进消化、调理胃溃疡、预防便秘、抗氧化、抵抗衰老，对胆囊炎及肝炎等慢性病可起到较好的辅助治疗作用。

## 食用宜忌

1. 卷心菜富含叶酸，孕妇、贫血患者宜常吃。

2. 卷心菜含有少量易致甲状腺肿的物质，甲状腺功能亢进症患者应忌食。

### 推荐降糖食谱

## 豆泡卷心菜

**材料**　豆腐泡 50 克，卷心菜 250 克。
**调料**　葱花、姜片、酱油、花椒粉、盐、鸡精各适量，植物油 4 克。

**做法**

❶ 将豆腐泡洗净，切开；卷心菜洗净，撕成小片。

❷ 炒锅倒入植物油烧至七成热，下葱花、姜片、花椒粉、酱油炒出香味，放入豆腐泡和卷心菜炒熟，用盐和鸡精调味即可。

（烹饪一点通）豆腐泡切开更容易入味。

总热量 ≈ **205** 千卡　蛋白质 ≈ **11.7** 克
脂　肪 ≈ **13.2** 克　糖　类 ≈ **12.3** 克

# 炝拌卷心菜粉丝

**材料** 卷心菜 250 克，粉丝 50 克。

**调料** 葱花、花椒粉、辣椒面、盐、鸡精各适量，香油 3 克。

**做法**

❶• 将卷心菜洗净，切丝，用沸水焯熟；粉丝剪成小段，放入沸水中烫熟，捞出过凉，沥干；取碗，放入卷心菜丝和粉丝，加入盐和鸡精。

❷• 炒锅倒入香油烧至七成热，下葱花、花椒粉、辣椒面炒出香味关火，把锅内的油连同葱花和花椒粉一起淋在卷心菜丝和粉丝上，拌匀即可。

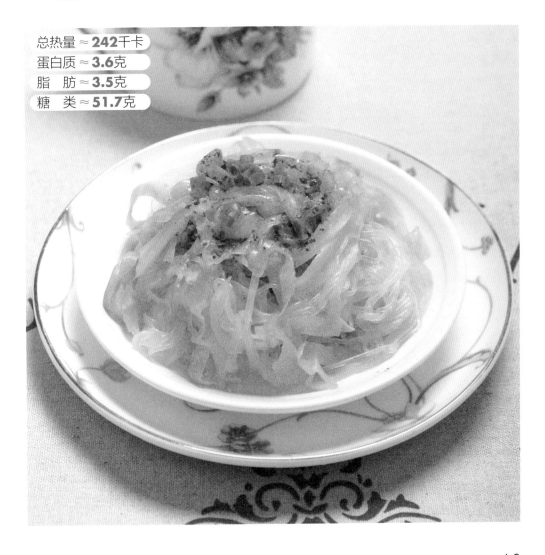

总热量 ≈ **242千卡**
蛋白质 ≈ **3.6克**
脂 肪 ≈ **3.5克**
糖 类 ≈ **51.7克**

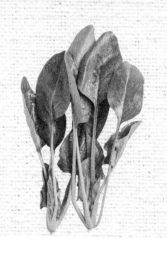

# 菠菜 含类似胰岛素样物质，使血糖保持稳定

| 降糖关键词 | 膳食纤维　类似胰岛素样物质 |
| --- | --- |
| 每100克食物热量 | 30千卡 |

菠菜富含膳食纤维，不但能清除胃肠内的有害毒素，还可促进胰腺分泌和肠道蠕动，帮助消化，对糖尿病患者有益。菠菜中还含有一种类似胰岛素的物质，作用与胰岛素接近，能使血糖保持稳定。

## 烹调宜忌

圆叶菠菜的草酸含量较多，食后会影响人体对钙质的吸收，因此食用菠菜前宜焯水，以减少草酸的含量。同时应尽可能地多吃一些碱性食品，如海带、蔬菜、水果等，以促使草酸钙溶解排出，预防结石。

### 营养档案

**性味归经**
性凉，味甘淡，归小肠、胃经。

**营养功效**
菠菜蛋白质、维生素、矿物质和膳食纤维的含量丰富，具有补血止血、利五脏、通肠胃、调中气、助消化的功效。可用于高血压、头痛、目眩、便秘、便血、糖尿病、消化不良、跌打损伤、坏血病等症的调养。

## 食用宜忌

1. 菠菜烹熟后软滑易消化，特别适合年老体弱者食用。也适合计算机工作者、爱美的人群常食。

2. 婴幼儿和缺钙、软骨病、肺结核、肾结石、腹泻的人不宜食用生的菠菜。

### 推荐降糖食谱

## 菠菜拌粉丝

**材料**　菠菜300克，干粉丝10克。
**调料**　葱花、盐、鸡精各适量，香油2克。

**做法**

❶ 将菠菜择洗干净，入沸水中焯30秒，捞出，沥干水分，稍凉；干粉丝切成10厘米左右的段，洗净，入沸水中煮熟，捞出，过凉，沥干水分。

❷ 取盘，放入菠菜段和粉丝，用葱花、盐、鸡精和香油调味即可。

总热量≈**180千卡**　蛋白质≈**14克**
脂　肪≈**3.6克**　糖　类≈**32.4克**

# 花生菠菜

**材料** 熟花生仁 50 克，菠菜 250 克。

**调料** 蒜末、盐、鸡精各适量，香油 2 克。

**做法**

❶ 熟花生仁去皮，碾碎；菠菜择洗干净，入沸水中焯 30 秒，捞出，稍凉，沥干水分，切段。

❷ 取小碗，加蒜末、盐、鸡精和香油搅匀。

❸ 取盘，放入菠菜段，淋入调味汁拌匀，撒上碎花生即可。

总热量 ≈ **362** 千卡
蛋白质 ≈ **17.7** 克
脂　肪 ≈ **24.9** 克
糖　类 ≈ **22.9** 克

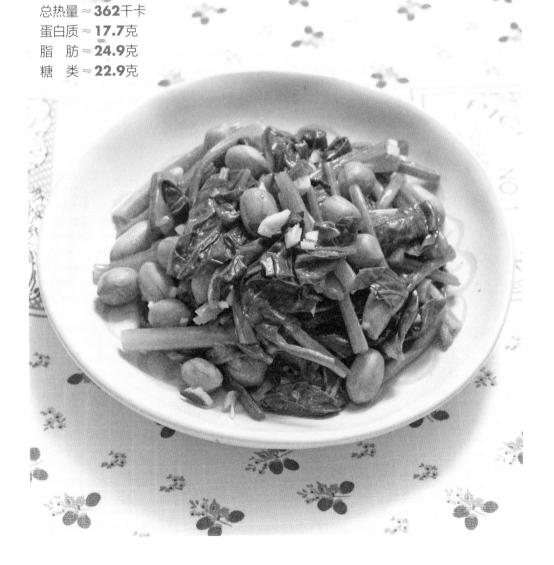

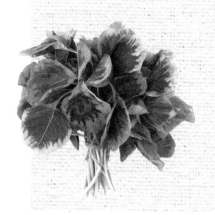

# 苋菜 改善糖耐量，减少胰岛素用量

| 降糖关键词 | 镁 |
|---|---|
| 每100克食物热量 | 35 千卡 |

苋菜富含镁元素，能帮助糖尿病患者控制病情。镁可改善糖耐量，减少胰岛素的用量。

## 烹调宜忌

1. 苋菜食用前，最好用开水焯烫，可以去除所含植酸以及菜上的农药。

2. 烹调时间不宜过长，以免损失营养素。

### 营养档案

**性味归经**
性凉，味微甘，归肺、大肠经。

**营养功效**
苋菜富含镁，还富含易被人体吸收的钙质，对牙齿和骨骼的生长可起到促进作用，并能维持正常的心肌活动，防止肌肉痉挛。苋菜富含的铁、钙和维生素K，可促进凝血，增加血红蛋白含量并提高携氧能力，促进造血。苋菜还是减肥餐桌上的主角，常食苋菜可以减肥轻身，促进排毒，防止便秘。

## 食用宜忌

适合老年人、幼儿、妇女、减肥者食用。苋菜清热解毒，夏季食用较好。苋菜清热利窍，滑胎利产，适宜孕妇临产时食用，与马齿苋同食更好；也适宜产后瘀血腹痛时食用。腹胀便溏者、脾胃虚弱者应少吃苋菜。

### 推荐降糖食谱

## 蒜香苋菜

**材料** 苋菜 200 克，蒜瓣 10 克。
**调料** 葱花、盐、味精各适量，植物油 3 克。
**做法**

❶ 将苋菜择洗干净；蒜瓣去皮，洗净，切末。

❷ 炒锅置火上，倒入适量植物油，待油温烧至七成热，加葱花炒香，放入苋菜翻炒至熟，用盐、味精和蒜末调味即可。

| 总热量 ≈ **108**千卡 | 蛋白质 ≈ **6**克 |
|---|---|
| 脂 肪 ≈ **3.6**克 | 糖 类 ≈ **12.8**克 |

## 皮蛋苋菜汤

**材料** 苋菜150克，皮蛋1个（约50克）。

**调料** 葱花、盐、味精各适量，植物油3克。

**做法**

❶ 将苋菜择洗干净；皮蛋洗净，去皮，切丁。

❷ 锅置火上，倒入植物油，待油温烧至七成热，加葱花炒香。

❸ 注入适量清水烧沸，放入苋菜煮熟，倒入皮蛋丁搅匀，用盐和味精调味即可。

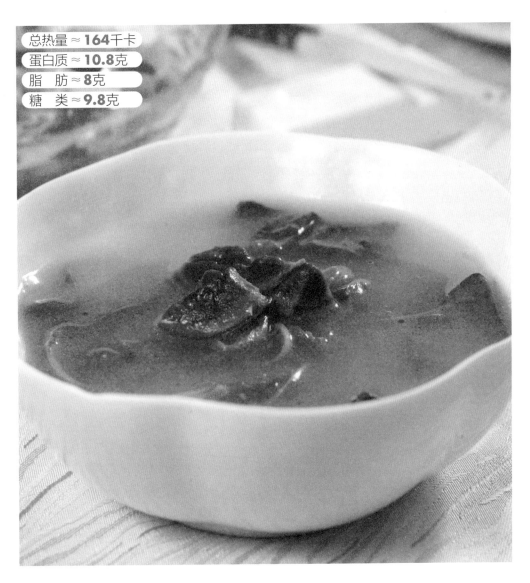

总热量 ≈ **164**千卡
蛋白质 ≈ **10.8**克
脂　肪 ≈ **8**克
糖　类 ≈ **9.8**克

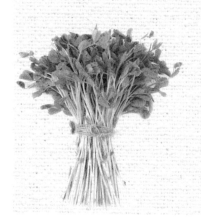

# 豌豆苗 减少消化系统对糖分的吸收

| 降糖关键词 | 膳食纤维 | 蛋白质 |
| --- | --- | --- |

| 每100克食物热量 | 40千卡 |
| --- | --- |

豌豆苗含有大量的膳食纤维，经常食用可促进胃肠道蠕动，减少消化系统对糖分的吸收，是糖尿病患者的理想食品。另外，豌豆苗中含有丰富的人体必需氨基酸和维生素C、B族维生素等，可以增强新陈代谢。

## 烹调宜忌

豌豆苗颜色嫩绿，具有豌豆的清香味，适合烹制汤菜。

## 食用宜忌

1. 有脚气及下肢水肿的人适宜食用豌豆苗。

2. 患有动脉硬化、高血压、高脂血症和糖尿病的患者适宜食用豌豆苗。

### 推荐降糖食谱

## 豆苗蛋汤

**材料** 豌豆苗250克，鸡蛋1个（约60克）。

**调料** 葱花、花椒粉、盐、鸡精各适量，香油1克。

**做法**

❶ 将鸡蛋打入碗中，搅散成蛋液；豌豆苗择洗干净。

❷ 汤锅内放水，煮沸，放入豌豆苗、葱花、花椒粉。

❸ 开锅后，淋入蛋液稍煮，加盐、鸡精和香油调味即可。

### 营养档案

**性味归经**
性平，味甘，归心、脾、胃、大肠经。

**营养功效**
豌豆苗富含蛋白质、膳食纤维、维生素 $B_1$、维生素 $B_2$、维生素C、胡萝卜素、烟酸等多种营养素，还含有钙、磷、铁、硒等元素。能抗菌消炎、清肠利便、增强免疫力。

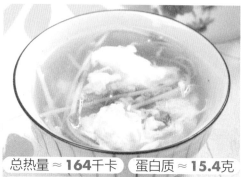

| 总热量 ≈ **164千卡** | 蛋白质 ≈ **15.4克** |
| --- | --- |
| 脂　肪 ≈ **8.6克** | 糖　类 ≈ **10.6克** |

# 豆腐丝拌豌豆苗

**材料** 豆腐丝 50 克，豌豆苗 250 克。

**调料** 盐、鸡精、蒜末各适量，香油 2 克。

**做法**

❶ 将豆腐丝洗净，切细丝，入沸水中焯透；豌豆苗择洗干净，入沸水中焯熟。

❷ 取盘，放入豆腐丝和豌豆苗，加盐、鸡精、蒜末和香油调味拌匀即可。

总热量 ≈ **192千卡**
蛋白质 ≈ **19.4克**
脂　肪 ≈ **9克**
糖　类 ≈ **13克**

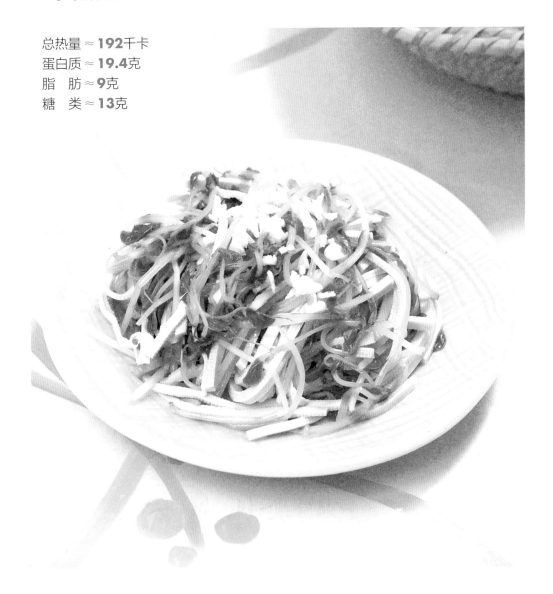

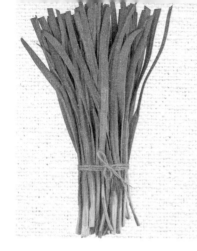

# 韭菜 改善糖尿病症状，调理并发症

| 降糖关键词 | 膳食纤维　挥发性精油<br>含硫化合物　低糖 |
|---|---|
| 每100克食物热量 | 30千卡 |

韭菜含有较多的膳食纤维，能够改善糖尿病症状。韭菜含有的挥发性精油及含硫化合物，具有降低血糖的功效，对糖尿病及其合并冠心病、高脂血症等病症均有较好的调理作用。韭菜适合各型糖尿病患者食用，因为其含糖量很低，食用后不会引起血糖的剧烈波动。

## 烹调宜忌

1. 韭菜可炒食，荤素皆宜；还可做馅，风味独特。

2. 由于韭菜切开遇空气后，辛辣味会加重，烹调前再切较好。

## 食用宜忌

1. 腰膝无力、肾虚者可常吃韭菜炒河虾。

2. 炒熟的韭菜忌过夜食用，否则有致癌危险。

### 营养档案

**性味归经**
性温，味辛，归肝、脾、肾、胃经。

**营养功效**
韭菜含有蛋白质、糖类、脂肪、碳水化合物、膳食纤维、维生素C、胡萝卜素、维生素$B_1$、维生素$B_2$及钙、磷、钾等营养成分。具有温中下气、补肾益阳等功效，还有很好的消炎杀菌作用，可用于白带异常、寒性闭经、阳痿等病症的辅助治疗。

## 推荐降糖食谱

## 韭菜烧猪血

**材料**　韭菜50克，猪血豆腐100克。
**调料**　花椒粉、盐、鸡精各适量，植物油2克。

**做法**
❶·将韭菜择洗干净，切段；猪血豆腐洗净，切块。
❷·炒锅倒入植物油烧至七成热，撒入花椒粉炒出香味，倒入猪血豆腐炒匀，加适量水炖8分钟，放韭菜段炒出汤，加盐和鸡精调味即可。

| | |
|---|---|
| 总热量 ≈ **86千卡** | 蛋白质 ≈ **13.4克** |
| 脂肪 ≈ **2.5克** | 糖类 ≈ **3.2克** |

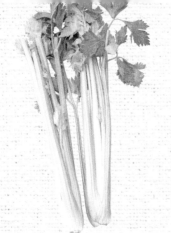

# 芹菜
## 防止餐后血糖值迅速上升

| 降糖关键词 | 膳食纤维　芹菜碱　甘露醇 |
| --- | --- |
| 每100克食物热量 | 20千卡 |

芹菜中含有丰富的膳食纤维，能够使糖分的吸收转慢，防止餐后血糖值迅速上升。芹菜还含有芹菜碱、甘露醇等活性成分，经常食用可降低血糖。

## 烹调宜忌

1. 芹菜叶中所含的胡萝卜素和维生素C比茎的多，因此吃时不要把能吃的嫩叶扔掉。

2. 烹调实心芹菜切丝、切段均适宜，而空心芹菜不宜切丝，只能加工成段，否则容易从中断裂、翻卷不成形，影响菜品的美观。

### 营 养 档 案

**性味归经**
性凉，味甘，归肺、胃、肝经。

**营养功效**
芹菜含有蛋白质、膳食纤维、脂肪、多种维生素及矿物质，其中钙和磷的含量较高。还含有芹菜碱、甘露醇等。具有清热利湿、降压降脂、增进食欲、消除疲劳的功效。可用于尿血、高血压、高脂血症、糖尿病、小便不利、便秘、尿痛等病症的调养。

## 食用宜忌

1. 芹菜可以降低血压，高血压病及其并发症患者食用较好；动脉硬化、神经衰弱者也宜常吃；血压偏低者慎食。

2. 芹菜性凉质滑，脾胃虚寒、肠滑不固者谨慎食用。

### 推荐降糖食谱

## 炝拌芹菜腐竹

**材料**　芹菜100克，水发腐竹75克。
**调料**　葱花、花椒粉、盐、鸡精各适量，植物油4克。

**做法**

❶ 水发腐竹洗净，切菱形块；芹菜洗净，切菱形块，倒入沸水中焯熟，过凉；取盘，放入腐竹、芹菜段、盐和鸡精。

❷ 炒锅倒入植物油烧至七成热，下葱花、花椒粉炒出香味，关火。

❸ 将炒锅内的油连同葱花和花椒粉一同淋在腐竹和芹菜段上拌匀即可。

| 总热量 ≈ **211**千卡 | 蛋白质 ≈ **16.4**克 |
| --- | --- |
| 脂　肪 ≈ **11.8**克 | 糖　类 ≈ **11.9**克 |

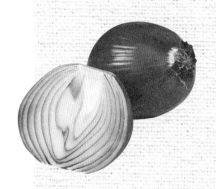

# 洋葱

### 刺激胰岛素的合成和分泌，调理并发症

| 降糖关键词 | 烯基二硫化合物 |
|---|---|
| 每 100 克食物热量 | 42 千卡 |

洋葱所含有的烯基二硫化合物可刺激胰岛素的合成和分泌，具有降低血糖的功效。对中老年 2 型糖尿病患者来说，洋葱所含有的烯基二硫化合物还具有调理糖尿病合并高脂血症、肥胖症、脂肪肝、冠心病的功效。

## 烹调宜忌

1. 切洋葱前宜将洋葱浸入热水中3 分钟，然后再切就不辣眼睛了。

2. 洋葱宜烹炒至嫩脆且有一些微辣为佳，加热时间不宜过长。

### 营养档案

**性味归经**
性温，味辛，归肝、肺经。

**营养功效**
洋葱含有蛋白质、糖类、膳食纤维、钙、磷、铁、维生素 $B_1$、维生素 C、胡萝卜素、烟酸等。有抗菌灭虫、降血脂、降血糖、扩张血管、降血压、增加胃肠分泌等功效。可用于高脂血症、胸闷、咳嗽、痰多浓稠、痢疾、风湿性关节炎疼痛等病症的辅助调养。

## 食用宜忌

1. 不可过量食用洋葱，因其易产生挥发性气体，过量食用会产生胀气和排气过多。

2. 凡有皮肤瘙痒性疾病和患有眼疾、眼部充血者应慎食洋葱。

### 推荐降糖食谱

## 洋葱炒土豆片

**材料** 洋葱 250 克，土豆 100 克。

**调料** 香菜末、花椒粉、盐、鸡精各适量，植物油 4 克。

**做法**

❶ 将洋葱去除老皮，洗净，切丝；土豆去皮，洗净，切片。

❷ 炒锅倒入植物油烧至七成热，撒入花椒粉炒出香味，倒入土豆片翻炒均匀，加适量水炖熟。

❸ 放入洋葱丝炒软，加盐、鸡精、香菜末调味即可。

| 总热量 ≈ **195 千卡** | 蛋白质 ≈ **4.4 克** |
|---|---|
| 脂 肪 ≈ **4.6 克** | 糖 类 ≈ **36.4 克** |

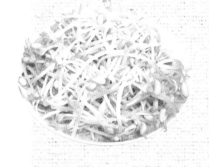

# 黄豆芽 辅助降血糖，调理心血管并发症

| 降糖关键词 | 维生素 B₁ 烟酸 膳食纤维 维生素 C |
|---|---|
| 每100克食物热量 | 50 千卡 |

黄豆芽所含有的维生素 B₁ 和烟酸有调节胰岛素分泌及降低血糖的功效；黄豆芽中大量的膳食纤维可减少消化系统对糖分的吸收。另外，黄豆芽中维生素 C 的含量丰富，不但能降低血糖，还能降低胆固醇，常吃可调理由糖尿病引起的心血管并发症。

## 烹调宜忌

1. 炒黄豆芽时，可在锅中先放少量黄酒，然后再放盐就可以巧妙除去黄豆芽的豆腥味了。

2. 用大火快速烹炒及适当加些醋，更容易保持黄豆芽的营养。

### 营养档案

**性味归经**
性寒，味甘，归脾、大肠经。

**营养功效**
黄豆芽含有优质植物性蛋白质、多种维生素和丰富的矿物质，水分和膳食纤维较高，所含的热量较低，可增强体内抗病毒、抗肿瘤的能力，能使头发保持乌黑发亮，对面部雀斑有较好的淡化作用。

## 食用宜忌

1. 黄豆芽富含膳食纤维，是便秘患者的健康蔬菜。

2. 黄豆芽热量较低，适宜想减肥的人食用。

### 推荐降糖食谱

## 肉末黄豆芽

**材料** 瘦牛肉 50 克，黄豆芽 250 克。

**调料** 蒜末、葱花、花椒粉、盐、鸡精、水淀粉各适量，植物油 4 克。

**做法**

❶ 将瘦牛肉洗净，切成肉末；将黄豆芽择洗干净。

❷ 炒锅倒入植物油烧至七成热，下葱花、花椒粉炒出香味，放入牛肉末翻炒变白，加黄豆芽炒熟，用蒜末、盐、鸡精调味，水淀粉勾芡即可。

总热量 ≈ **199千卡** 蛋白质 ≈ **21.4克**
脂 肪 ≈ **9.2克** 糖 类 ≈ **11.9克**

# 菜花 降低糖尿病患者对胰岛素的需要量

| 降糖关键词 | 铬 |
|---|---|
| 每100克食物热量 | 30千卡 |

菜花含有丰富的矿物质铬，铬能有效地调节血糖，降低糖尿病患者对胰岛素的需要量，有助于糖尿病的治疗。对2型糖尿病患者尤宜。

## 烹调宜忌

菜花的残留农药较高，烹调前宜放在盐水中浸泡几分钟，不但可去除残留的农药，而且能将藏在花柄处的菜虫逼出来。

## 食用宜忌

菜花质地细嫩，食后极易消化吸收，适宜儿童、中老年人及脾胃虚弱、消化功能不强者食用。

### 营养档案

**性味归经**
性凉，味甘，归入肾、脾、胃经。

**营养功效**
菜花含有蛋白质、碳水化合物、脂肪、膳食纤维、维生素A、B族维生素、维生素E、维生素P、维生素U及钙、磷、铁、铬等矿物质。能散血消肿、解毒、预防心脏病和中风、防癌抗癌。

### 推荐降糖食谱

## 菜花烧香肠

**材料** 菜花250克，香肠20克。
**调料** 盐、鸡精各适量，植物油4克。
**做法**
❶ 将菜花洗净，掰成小朵；香肠切片。
❷ 炒锅倒入植物油烧至七成热，下葱花炒出香味，倒入菜花、香肠翻炒，加适量水。
❸ 待菜花熟透，加盐和鸡精调味即可。

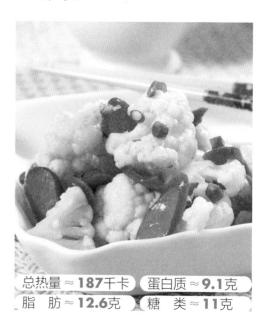

| 总热量≈**187千卡** | 蛋白质≈**9.1克** |
|---|---|
| 脂 肪≈**12.6克** | 糖 类≈**11克** |

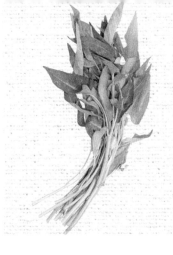

# 空心菜
## 帮助 2 型糖尿病患者控制血糖

| 降糖关键词 | 胰岛素样物质 |
|---|---|
| 每 100 克食物热量 | 26 千卡 |

现代药理学研究发现，空心菜中含有胰岛素样物质，对于糖尿病患者具有抑制血糖升高的作用。

## 烹调宜忌

1. 空心菜宜用大火快炒，避免营养流失。

2. 空心菜买回后，很容易因为失水而发软、枯萎，烹调前宜将其在清水中浸泡约半小时，即可恢复鲜嫩、翠绿的质感。

## 食用宜忌

空心菜含纤维素较多，可刺激胃肠蠕动，促进排便，大便干结者宜食。空心菜性寒滑利，故体质虚弱，脾胃虚寒、大便溏泄者不宜多食；体质虚寒的人不宜过量食用，易引起小腿抽筋。

### 营养档案

**性味归经**
性寒，味甘，归小肠、胃经。

**营养功效**
空心菜含有丰富的胡萝卜素、钙、镁、锌、磷、硒、膳食纤维，具有明显的促进肠蠕动、通便、解毒的功效。

### 推荐降糖食谱

## 蒜拌空心菜

**材料** 空心菜 500 克。

**调料** 蒜蓉、酱油、盐、味精、醋各适量，香油 3 克。

**做法**

❶ 将空心菜择去老根，切 10 厘米长的段，放入开水中焯一下，捞出沥水，稍凉。

❷ 将蒜蓉与酱油、醋、香油一起拌匀，浇在空心菜上，加盐、味精调味即可。

（营养师建议）空心菜是碱性食物，食后可降低肠道的酸度，防止肠道内的细菌群失调，对防癌有益。夏季常吃，可以防暑解热、凉血排毒、调理痢疾。

| 总热量 ≈ **158 千卡** | 蛋白质 ≈ **11 克** |
|---|---|
| 脂 肪 ≈ **4.5 克** | 糖 类 ≈ **18 克** |

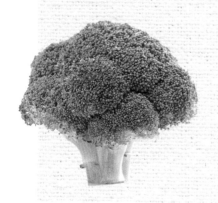

# 西蓝花 预防和抑制 2 型糖尿病

| 降糖关键词 | 铬 |
|---|---|
| 每 100 克食物热量 | 40 千卡 |

西蓝花含有丰富的铬，铬能帮助糖尿病患者提高胰岛素的敏感性。也就是说，在控制糖尿病的过程中，摄入一定量的铬后，只需要较少的胰岛素，就能起到控制病情的作用。美国的一项研究证明，增加饮食中铬的摄入量，可以起到预防和抑制 2 型糖尿病的作用。

## 烹调宜忌

西蓝花烧煮的时间不宜过长，不然会破坏其防癌抗癌的营养成分。

## 食用宜忌

西蓝花含有少量的致甲状腺肿大的物质，食用后容易出现甲状腺肿，吃西蓝花时可以通过食用富含碘的食物来中和这种导致甲状腺肿的物质，富含碘的食物有海鱼、海带、紫菜、碘盐等。

### 推荐降糖食谱

## 清炒双花

**材料** 西蓝花、菜花各 200 克。
**调料** 葱花、盐、味精各适量，植物油 4 克。

**做法**

❶ 将西蓝花、菜花择洗干净，掰成小朵，放入沸水中焯 1 分钟，捞出。

❷ 炒锅置火上，倒入适量植物油，待油温烧至七成热，加葱花炒香，放入焯好的西蓝花和菜花翻炒均匀，用盐和味精调味即可。

### 营 养 档 案

**性味归经**
性凉，味甘，归入肾、脾、胃经。

**营养功效**
西蓝花富含维生素 C、胡萝卜素、铬、硒及多种吲哚衍生物，能促进肝脏解毒、增强机体免疫力、增强人的体质、增加抗病能力、调理胃癌及乳腺癌。

| 总热量 ≈ **156千卡** | 蛋白质 ≈ **7克** |
|---|---|
| 脂 肪 ≈ **9克** | 糖 类 ≈ **23克** |

# 西蓝花烩胡萝卜

**材料**　西蓝花 250 克，胡萝卜 50 克。

**调料**　葱花、蒜末、盐、鸡精各适量，植物油 4 克。

**做法**

❶ 将西蓝花洗净，掰成小朵；胡萝卜洗净，切菱形片。

❷ 炒锅倒入植物油烧至七成热，下葱花、蒜末炒出香味，放入胡萝卜和适量水炖 2 分钟。

❸ 倒入西蓝花翻炒至熟，用盐和鸡精调味即可。

总热量 ≈ **126千卡**
蛋白质 ≈ **9.2克**
脂　肪 ≈ **5.3克**
糖　类 ≈ **13.9克**

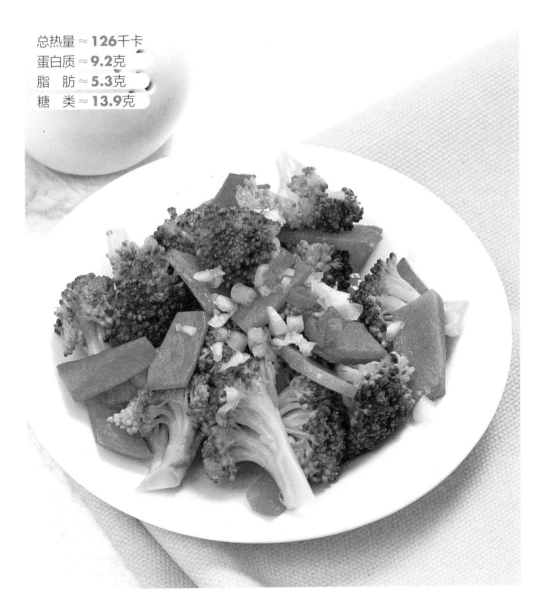

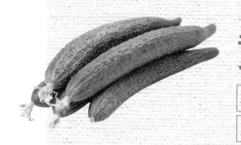

# 黄瓜 调理糖尿病合并高脂血症

| 降糖关键词 | 丙醇二酸 |
|---|---|
| **每100克食物热量** | 18千卡 |

黄瓜是一种低脂、低糖、低热量的食物，其中的丙醇二酸能有效抑制糖类物质在体内转变成脂肪，这对调理糖尿病具有重要意义。中老年糖尿病患者尤其是2型糖尿病患者，经常食用黄瓜，不仅可以改善临床症状，还有助于调理糖尿病合并高脂血症。

## 烹调宜忌

烹调黄瓜时不要把黄瓜尾部全部丢掉，因为黄瓜尾部含有较多的苦味素，有抗癌的作用。

### 营养档案

**性味归经**
性凉，味甘，归脾、胃、大肠经。

**营养功效**
黄瓜含有蛋白质、维生素B$_2$、维生素C、维生素E、胡萝卜素、烟酸及钙、磷等营养素，能增强大脑神经的功能、利尿、调理便秘、减肥、美容、解毒、降血压、降低血糖、抗癌。可用于红眼病、烫伤、小儿食积、四肢水肿、风热腹泻、湿热痢疾、白癜风、糖尿病等病症的辅助调养。

## 食用宜忌

1. 黄瓜性凉，久病体虚、脾胃虚寒者不宜多吃。

2. 有肠胃病、肝病、高血压及心血管病的人不要吃腌黄瓜。

### 推荐降糖食谱

## 拍黄瓜

**材料** 黄瓜250克。

**调料** 盐、蒜末、陈醋、味精、香菜末各适量，香油2克。

**做法**

❶ 将黄瓜洗净，用刀拍至微碎，切成块状，放到盘中。

❷ 加盐、蒜末、陈醋、味精、香菜末和香油拌匀即可。

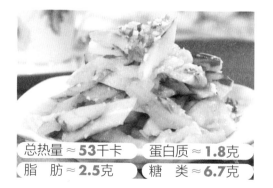

| 总热量 ≈ **53千卡** | 蛋白质 ≈ **1.8克** |
|---|---|
| 脂 肪 ≈ **2.5克** | 糖 类 ≈ **6.7克** |

## 猪肝炒黄瓜

**材料**　黄瓜 250 克，猪肝 50 克。

**调料**　葱花、花椒粉、盐、料酒、鸡精各适量，淀粉 10 克，植物油 4 克。

**做法**

❶ 将猪肝洗净，切薄片，加入料酒、干淀粉、盐拌匀；黄瓜洗净，切片。

❷ 炒锅倒入植物油烧至七成热，下葱花、花椒粉炒出香味，放入猪肝翻炒变色，加适量水焖熟。

❸ 加黄瓜片炒熟，用盐和鸡精调味，水淀粉勾芡即可。

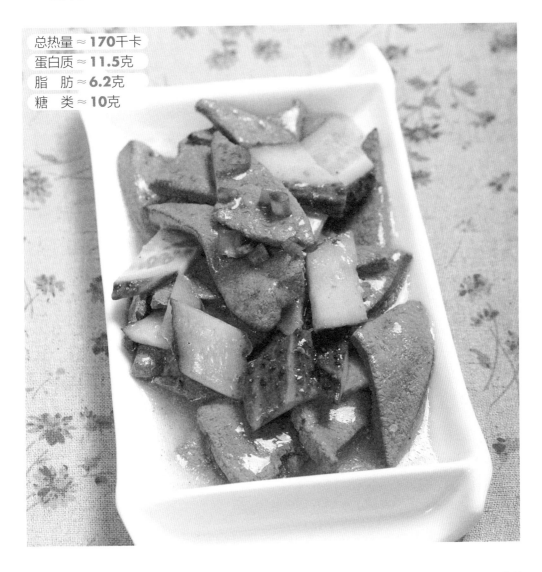

总热量 ≈ **170千卡**
蛋白质 ≈ **11.5克**
脂　肪 ≈ **6.2克**
糖　类 ≈ **10克**

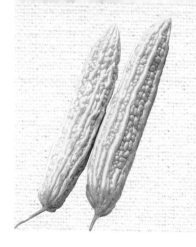

# 苦瓜 含植物胰岛素

| 降糖关键词 | 苦瓜皂苷 |
|---|---|
| **每100克食物热量** | 25千卡 |

苦瓜富含维生素 A、维生素 B$_6$ 和胡萝卜素等多种营养成分，能够补充糖尿病患者所需的多种营养物质。苦瓜中的苦瓜皂苷被称为"植物胰岛素"，有明显的降血糖作用，不仅可以减轻人体胰腺的负担，有利于胰腺 β 细胞功能的恢复，还可延缓糖尿病继发白内障的出现。

## 烹调宜忌

苦瓜可以用开水快速焯烫后凉拌，也可以用来热炒、做汤，味道都很不错。苦瓜还可以蘸酱生吃，但准备受孕的女性朋友不宜用此方法，否则会影响受孕。

### 营养档案

**性味归经**
味苦，性寒，入心、肝经。

**营养功效**
含微量脂肪、蛋白质、钙、磷、多种维生素等。有清暑解热、解毒、降脂、降血糖的功效。也可用于中暑发热、烦热口渴、痢疾、高脂血症、糖尿病等症病的调养。

## 食用宜忌

苦瓜性寒，多食容易损脾败胃，最好不要空腹食用，脾胃虚寒、慢性胃肠炎患者应少食或不食。大量食用苦瓜还会导致无法受孕或胎儿畸形，准备受孕的女性朋友不要多吃。

### 推荐降糖食谱

## 肉片苦瓜

**材料** 瘦肉 25 克，苦瓜 100 克。

**调料** 葱花、姜末、花椒粉、盐、鸡精各适量，植物油 4 克。

**做法**

❶ 将苦瓜洗净，去瓤，切片；瘦肉洗净，切片。

❷ 锅中倒入植物油烧至七成热时，放入葱花、姜末和花椒粉炒出香味后放入肉丝煸炒，待肉丝变白后加入苦瓜翻炒。

❸ 待苦瓜被炒软后，加盐和鸡精调味即可。

| 总热量 ≈ **104**千卡 | 蛋白质 ≈ **7.9**克 |
|---|---|
| 脂 肪 ≈ **5.7**克 | 糖 类 ≈ **6.5**克 |

# 凉拌苦瓜

**材料**　苦瓜 100 克。

**调料**　盐、蒜蓉、味精各适量，香油 2 克。

**做法**

❶ 将苦瓜洗净去籽，切丝，放入开水中焯一下，捞出放入冷水中过凉，捞出沥水。

❷ 将苦瓜放入盘中，加入盐、味精、蒜蓉和香油调味、拌匀即可。

烹饪一点通 在炒苦瓜前，先将其放在沸水中焯一下再炒，可去除草酸，以免影响钙质吸收。

总热量 ≈ **43**千卡
蛋白质 ≈ **1**克
脂　肪 ≈ **2.1**克
糖　类 ≈ **4.9**克

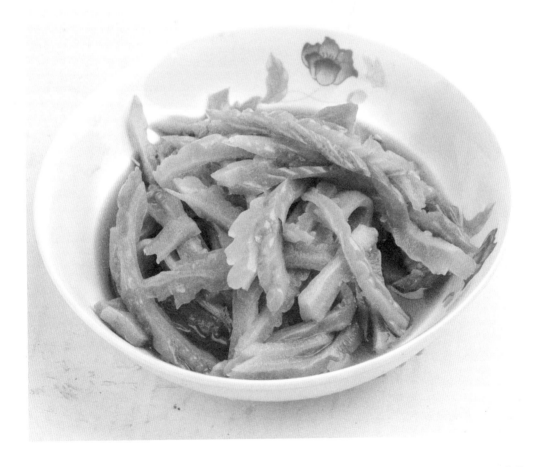

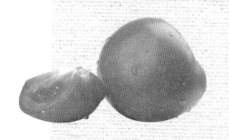

# 番茄 有效调节血糖

| 降糖关键词 | 番茄碱　谷胱甘肽　葫芦巴碱 红浆果素 |
|---|---|
| 每 100 克食物热量 | 20 千卡 |

番茄属于低糖、低脂、低热量的食物，吃后不会使人发胖，是适合糖尿病患者食用的蔬菜。另外，番茄所含有的番茄碱、谷胱甘肽、葫芦巴碱、红浆果素等有效成分，有调节血糖的作用。

## 烹调宜忌

1. 烹调番茄时加少许醋，能破坏番茄中的有害物质番茄碱。

2. 番茄不宜加热或烹制时间过长，以免损失过多的维生素。

### 营 养 档 案

**性味归经** ———
味甘、酸，性微寒，归肝、脾、胃经。

**营养功效** ———
番茄含有 B 族维生素、维生素 C、维生素 P、胡萝卜素、苹果酸、柠檬酸和糖类等。可生津止渴、平喘、健胃消食、凉血平肝、利尿、清热解毒、抗真菌、抗炎症、降低血压、强身健体、促进人体生长发育、抗衰老、抗癌。可用于齿龈出血、热病口渴、高血压、肿瘤等病症的辅助调养。

## 食用宜忌

1. 不要吃青番茄。青番茄一般均未成熟，含有毒性物质龙葵素，食后会出现恶心、呕吐、头晕等中毒症状。

2. 空腹时不要吃番茄，因为空腹时胃酸会与番茄中的柿胶酚等结合生成块状结石，会造成胃部胀痛。

### 推荐降糖食谱

## 番茄牛肉

**材料** 番茄 250 克，瘦牛肉 50 克。
**调料** 葱段、姜片、盐、绍酒、鸡精、葱花各适量，植物油 4 克。

**做法**

❶ 将瘦牛肉洗净，切块，加盐、绍酒、姜片、葱段拌匀，腌 30 分钟，拣去葱、姜；番茄洗净，切块。

❷ 锅内放植物油，烧至七成热时放葱花炒出香味，随即倒入牛肉块翻炒，加入适量水炖煮，待牛肉九成熟，加入番茄块。

❸ 待番茄块被炖熟后，加入盐和鸡精调味即可。

| 总热量 ≈ **135 千卡** | 蛋白质 ≈ **12.3 克** |
|---|---|
| 脂　肪 ≈ **5.6 克** | 糖　类 ≈ **10.3 克** |

# 番茄拌生菜

**材料**　番茄 100 克，生菜 50 克。
**调料**　盐、味精各适量，香油 2 克。
**做法**
❶• 将番茄洗净，切片；生菜洗净，撕成小片。
❷• 将番茄和生菜一同放入一个盛器中，加盐、味精、香油拌匀即可。

〖烹饪一点通〗 此菜不宜加酱油，否则不但影响味道，颜色也不好。

总热量 ≈ **35**千卡
蛋白质 ≈ **1**克
脂　肪 ≈ **2.1**克
糖　类 ≈ **3**克

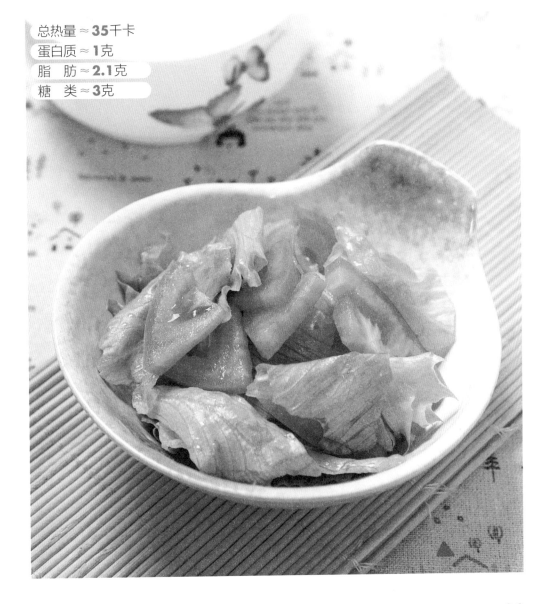

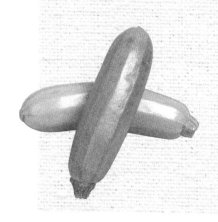

# 西葫芦 糖尿病患者的优选食物

| 降糖关键词 | 维生素C 低脂肪 低糖 |
|---|---|
| 每100克食物热量 | 20千卡 |

西葫芦维生素C的含量丰富，可增强胰岛素的作用，调节糖代谢。同时，西葫芦还是一种低热量、低脂肪、低糖的蔬菜，是糖尿病患者的优选食物。

## 烹调宜忌

西葫芦不宜烹煮得太烂，以免营养损失。

## 食用宜忌

1. 西葫芦不宜生吃。

2. 西葫芦性凉，脾胃虚寒的人应少吃西葫芦。

### 营养档案

**性味归经** ——————
性凉，味甘，归肺、肝经。

**营养功效**
西葫芦含有蛋白质、多种维生素和矿物质。具有除烦止渴、清热利尿、润肺止咳、消肿散结的功效。可用于烦渴、水肿、腹胀、肾炎、肝硬化腹水等症的辅助治疗。

### 推荐降糖食谱

## 韭菜炒西葫芦

**材料** 韭菜100克，西葫芦250克。

**调料** 葱花、酱油、盐、鸡精各适量，植物油4克。

**做法**

❶ 将西葫芦洗净，切丝；韭菜洗净，切段。

❷ 炒锅放油烧至七成热，放入葱花炒出香味，倒入西葫芦丝，翻炒至软，烹入酱油，投入韭菜段炒软，用盐和鸡精调味即可。

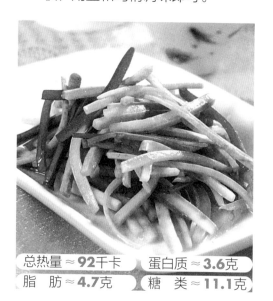

| 总热量 ≈ **92千卡** | 蛋白质 ≈ **3.6克** |
|---|---|
| 脂 肪 ≈ **4.7克** | 糖 类 ≈ **11.1克** |

# 西葫芦炒鸡蛋

**材料** 西葫芦 250 克，鸡蛋 1 个（约 60 克）。

**调料** 葱花、盐各适量，植物油 4 克。

**做法**

❶·将鸡蛋磕入碗内，打散，加盐搅匀，入油锅炒熟。

❷·热锅放油，下葱花炒香，放入西葫芦翻炒。

❸·待西葫芦炒熟后，放入炒好的鸡蛋，用盐调味即可。

| | |
|---|---|
| 总热量 ≈ **151千卡** | |
| 蛋白质 ≈ **8.3克** | |
| 脂　肪 ≈ **10.3克** | |
| 糖　类 ≈ **7.6克** | |

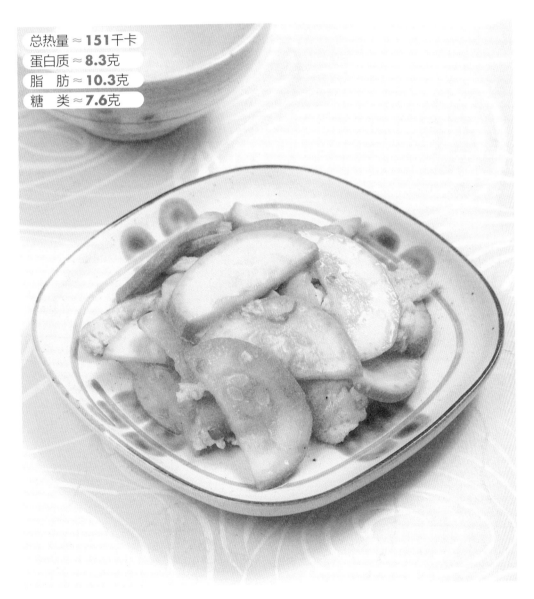

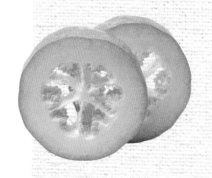

# 冬瓜 糖尿病患者的理想蔬菜

| 降糖关键词 | 维生素 | 低脂肪 | 低糖 |
|---|---|---|---|
| 每100克食物热量 | 15千卡 | | |

冬瓜含有多种维生素，能够促使体内淀粉等糖类转化为热能，而不变成脂肪积聚在体内；而且冬瓜又是低热量、低脂肪、含糖量极低的食物，因此是糖尿病患者的理想蔬菜。

## 烹调宜忌

冬瓜可煲汤，也可素炒，口味清淡为宜。

## 食用宜忌

1. 久病与阴虚火旺者应少吃冬瓜。

### 营养档案

**性味归经**
性寒，味甘、淡，归肺、大肠、小肠、膀胱经。

**营养功效**
含蛋白质、糖类、膳食纤维、维生素 $B_1$、维生素 $B_2$、维生素C、胡萝卜素、烟酸、钙、磷、铁等。具有化痰、利尿消肿、清热解毒的功效。可用于肾炎水肿、咳嗽、中暑高热、妊娠水肿、鱼蟹或河豚中毒、糖尿病的调养。

2. 冬瓜性寒，能清热生津、消暑除烦，适合夏季食用。冬瓜不宜生食。

### 推荐降糖食谱

## 口蘑冬瓜汤

**材料** 去皮冬瓜200克，口蘑50克。
**调料** 葱花、盐、鸡精各适量，植物油4克。

**做法**

❶ 将冬瓜洗净，去瓤，切菱形块；口蘑洗净，切片。

❷ 炒锅倒油烧至七成热，放入葱花炒出香味，随即下冬瓜和口蘑翻炒。

❸ 待冬瓜和口蘑被炒熟后，加盐和鸡精调味即可。

**烹饪一点通** 不同植物油中脂肪酸的构成不同，各具营养特点。因此，应经常更换烹调油的种类，食用多种植物油。

| 总热量 ≈ **97千卡** | 蛋白质 ≈ **3.6克** |
|---|---|
| 脂 肪 ≈ **4.8克** | 糖 类 ≈ **13克** |

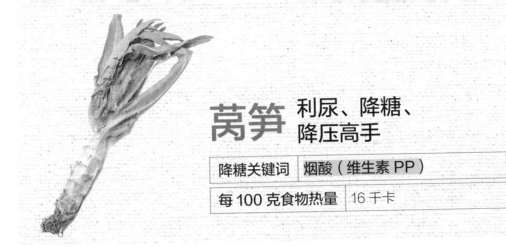

# 莴笋 利尿、降糖、降压高手

| 降糖关键词 | 烟酸（维生素 PP） |
|---|---|
| 每 100 克食物热量 | 16 千卡 |

莴笋的维生素含量非常丰富，尤其是含有较多的烟酸（维生素 PP）。烟酸是胰岛素的激活剂，能有效地调节血糖。糖尿病患者如果能经常食用莴笋，可改善糖的代谢功能。

## 烹调宜忌

莴笋肉质细嫩，生吃热炒均相宜。莴笋叶的营养价值更高，烹调时宜带叶烹调；莴笋不宜咸，盐要少放一点。

## 食用宜忌

1. 神经症、高血压、心律不齐和失眠患者以及小便不通、尿血及水肿者宜食。莴笋含有丰富的氟元素，参与牙釉质和牙本质的形成，也参与骨骼的生长过程，所以老人、儿童宜多吃。

2. 莴笋中的钾含量明显高于钠含量，有利于促进排尿，维持体液平衡，对高血压和心脏病患者很有好处。

### 推荐降糖食谱

## 木耳炒莴笋条

**材料** 水发木耳 30 克，莴笋 250 克。
**调料** 葱花、蒜片、盐、鸡精各适量，植物油 4 克。

**做法**

❶ 将水发木耳择洗干净，撕成小块；莴笋去皮，洗净，切条。

❷ 炒锅放植物油，待油温烧至七成热时下葱花、蒜片炒出香味，放入莴笋条翻炒片刻。

❸ 倒入木耳翻炒至熟，加盐和鸡精调味即可。

### 营养档案

**性味归经**
性寒，味苦，归心、胃、小肠经。

**营养功效**
含糖类、钙、磷、铁、维生素 C、维生素 PP 等，有利尿、通乳的作用。莴笋中所含的氟元素，可参与牙釉质和牙本质的形成，参与骨骼的生长。莴笋中的含碘量高，有利于人体的基础代谢和体格发育。

| 总热量 ≈ **64** 千卡 | 蛋白质 ≈ **2** 克 |
|---|---|
| 脂 肪 ≈ **4.2** 克 | 糖 类 ≈ **6.1** 克 |

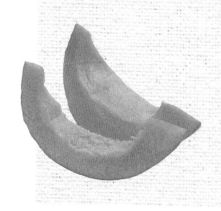

# 南瓜 含有胰腺β细胞合成胰岛素所必需的物质

| 降糖关键词 | 维生素 A 维生素 C 维生素 E 果胶 钴 | | | |
|---|---|---|---|---|
| GI 与 GL | GI | 75 | GL | 3.4 |

南瓜富含维生素 A、维生素 C 和维生素 E，能促进胰岛素的分泌；南瓜中的果胶可推迟食物排空、延缓肠道对糖类的吸收，从而控制血糖升高。此外，南瓜所含有的矿物质钴，是胰腺 β 细胞合成胰岛素所必需的物质。

## 烹调宜忌

南瓜不宜与羊肉搭配烹调，两者同食会得脚气病或黄疸病。

## 食用宜忌

1. 患有黄疸、脚气病的人忌食南瓜。

2. 南瓜是一种能暖胃的食物，体寒者可以常吃。

### 推荐降糖食谱

## 清炒南瓜丝

**材料** 南瓜 250 克。

**调料** 葱花、盐、鸡精各适量，植物油 4 克。

**做法**

❶ 将南瓜洗净，去皮及籽，切成细丝。

❷ 炒锅放植物油，待油温烧至七成热时下葱花炒出香味，倒入南瓜丝翻炒至熟，加盐和鸡精调味即可。

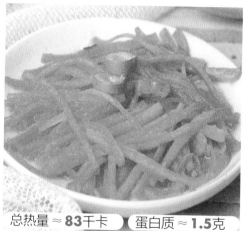

| 总热量 ≈ **83千卡** | 蛋白质 ≈ **1.5克** |
|---|---|
| 脂 肪 ≈ **4.2克** | 糖 类 ≈ **11.3克** |

### 营 养 档 案

**性味归经** ———

性温，味甘，归脾、胃经。

**营养功效** ———

南瓜含有淀粉、蛋白质、胡萝卜素、维生素 A、B 族维生素、维生素 C、维生素 E 及钙、磷、钴等营养素。具有健胃助消化、减肥，调理咳嗽、咽喉疼痛、高血压、糖尿病、便秘、肝脏疾病、肾脏疾病及防癌等功效。

# 肉末南瓜

**材料**　瘦猪肉50克，南瓜250克。

**调料**　葱花、盐、鸡精各适量，植物油3克。

**做法**

❶ 将瘦猪肉洗净，剁成肉末；南瓜洗净、去皮、去瓤，切滚刀块。

❷ 锅内放油，待油温烧至六成热时，放入葱花炒出香味，倒入猪肉末翻炒变白，放入南瓜块翻炒。

❸ 加入适量水炖至南瓜熟透，加入盐和鸡精调味即可。

总热量 ≈ **145千卡**
蛋白质 ≈ **11.6克**
脂　肪 ≈ **6.3克**
糖　类 ≈ **12克**

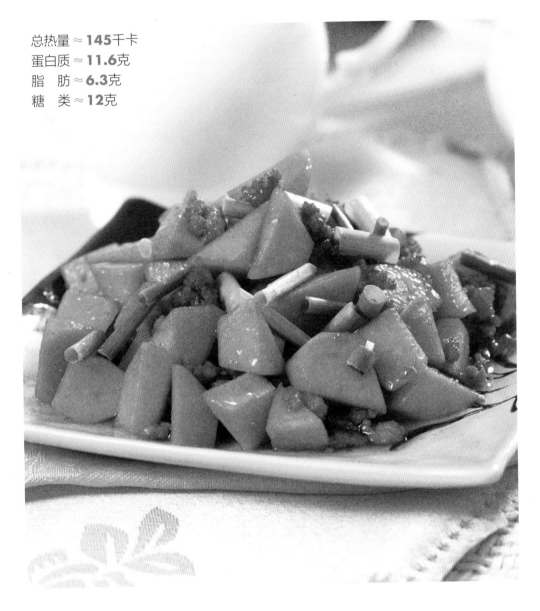

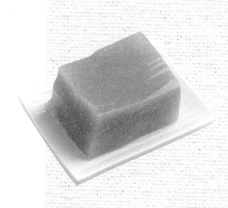

# 魔芋　使糖代谢处于良性循环状态

| 降糖关键词 | 葡甘露聚糖 |
|---|---|
| 每 100 克食物热量 | 10 千卡 |

魔芋含有大量的膳食纤维，其有效成分葡甘露聚糖，能延缓人体对葡萄糖的吸收，能有效地降低餐后血糖，从而减轻胰腺的负担，使糖尿病患者的糖代谢处于良性循环的状态。同时，进食魔芋还能够增加饱腹感，控制糖尿病患者的热量摄入。

## 烹调宜忌

1. 生魔芋有毒，必须煮 3 小时以上才可食用。

2. 烹制魔芋时，宜先用手或勺子将其捣碎，这样做魔芋既容易熟，又容易入味。

## 营养档案

**性味归经**
性温，味辛，归心、脾经。

**营养功效**
魔芋是一种低热能、低蛋白质、低维生素、高膳食纤维的食品，它富含多种氨基酸、粗蛋白，具有化痰散积、行瘀消肿、健胃利尿、护发养发等多种功效。它还可以降低血压和胆固醇，是抑制人体肥胖的理想食物。

## 食用宜忌

魔芋一次不宜吃得过多，否则会引起腹胀等不适的感觉。

### 推荐降糖食谱

## 肉片烧魔芋

**材料**　瘦猪肉 50 克，魔芋 300 克。
**调料**　葱花、花椒粉、酱油、盐、鸡精各适量，植物油 4 克。
**做法**

❶ 将瘦猪肉洗净，切片；魔芋洗净，切块。

❷ 炒锅倒入植物油烧至七成热，下葱花、花椒粉、酱油炒出香味，放入猪肉片炒白。

❸ 加魔芋块炒匀，加适量水炖熟，用盐和鸡精调味即可。

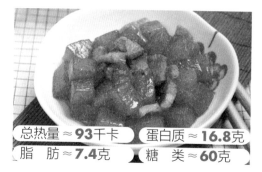

| 总热量 ≈ **93 千卡** | 蛋白质 ≈ **16.8 克** |
|---|---|
| 脂　肪 ≈ **7.4 克** | 糖　类 ≈ **60 克** |

## 魔芋炖鸡腿

**材料** 魔芋 300 克，鸡腿 150 克。

**调料** 葱花、花椒粉、盐、酱油各适量，植物油 4 克。

做法：

❶• 将鸡腿洗净、切块；魔芋洗净，切块。

❷• 炒锅倒入植物油烧至七成热，下葱花、花椒粉、酱油炒出香味。

❸• 放入鸡腿和魔芋块炒匀，加适量水炖熟，用盐调味即可。

总热量 ≈ **210千卡**
蛋白质 ≈ **17.5克**
脂　肪 ≈ **17.8克**
糖　类 ≈ **52.5克**

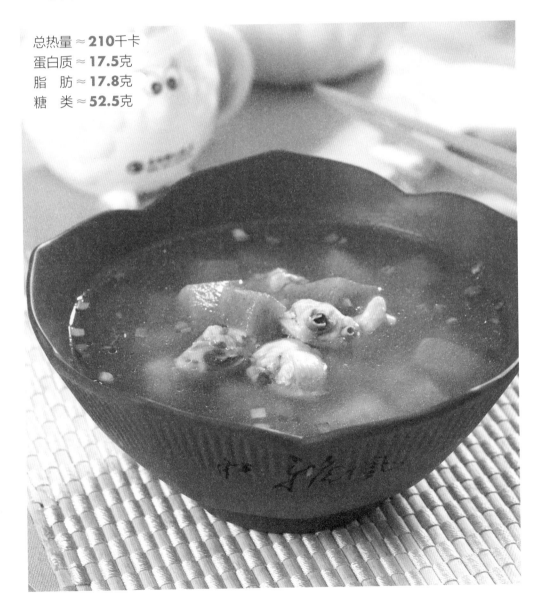

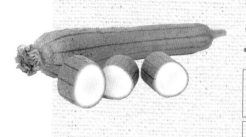

# 丝瓜 对燥热伤肺、胃燥伤津型的糖尿病患者有益

| 降糖关键词 | 膳食纤维　丝瓜苦味质　皂苷<br>瓜氨酸　低热量 |
| --- | --- |
| 每100克食物热量 | 23千卡 |

丝瓜含有丰富的膳食纤维、丝瓜苦味质、皂苷、瓜氨酸等有效成分，可治疗燥热伤肺、胃燥伤津型的糖尿病。而且丝瓜属于低热量、低脂肪、含糖量低的食物，非常适合糖尿病患者食用。

## 烹调宜忌

1. 丝瓜汁水丰富，有"美人水"之称，宜现切现做，以免营养成分随汁水流失。

2. 烹制丝瓜时应注意尽量保持清淡，油要少用，可勾稀芡，这样才能使丝瓜香嫩爽口。丝瓜入锅后，加适量清水炖煮，可以保持丝瓜青翠的色泽。

### 营养档案

性味归经 ——
性平，味甘，归肝、胃经。

营养功效 ——
丝瓜含蛋白质、膳食纤维、维生素$B_1$、维生素C、瓜氨酸、糖类、钙、磷等。具有清暑凉血、解毒通便、清热解毒、止咳平喘、祛风化痰、润肌美容、通经络、行血脉、下乳汁等功效。

## 食用宜忌

1. 产后乳汁不通的妇女及月经不调、身体疲乏、痰喘咳嗽者适宜常吃些丝瓜。

2. 体虚内寒、腹泻者不宜多吃丝瓜。

### 推荐降糖食谱

## 木耳烩丝瓜

材料　水发木耳25克，丝瓜250克。

调料　葱花、花椒粉、盐、鸡精各适量，淀粉5克，植物油3克。

### 做法

❶ 将水发木耳洗净，撕成小片；丝瓜去皮，洗净，切成滚刀块。

❷ 炒锅倒入植物油烧至七成热，下葱花、花椒粉炒出香味，倒入丝瓜和木耳翻炒至熟，用盐和鸡精调味，水淀粉勾芡即可。

| 总热量 ≈ **92千卡** | 蛋白质 ≈ **2.5克** |
| --- | --- |
| 脂　肪 ≈ **3.5克** | 糖　类 ≈ **14.4克** |

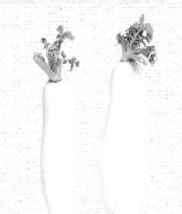

# 萝卜

## 对2型糖尿病合并冠心病及高血压的患者有益

| 降糖关键词 | 香豆酸　钾 |
|---|---|
| 每100克食物热量 | 25千卡 |

萝卜中富含香豆酸等活性成分，具有降低血糖的功效。此外，萝卜中有促进脂肪代谢的物质，能降低血胆固醇，调理冠心病；萝卜中还含有丰富的钾，能调理高血压。对于中老年2型糖尿病合并冠心病及高血压的患者来说，经常吃萝卜是非常有好处的。

## 烹调宜忌

1. 萝卜顶部3~5厘米处维生素C含量最多，宜于切丝、条，快速烹调。

2. 萝卜从中段到尾段，有较多的淀粉酶和芥子油一类的物质，有些有辛辣味，削皮生吃，是糖尿病患者用来代替水果的上选。

### 营 养 档 案

**性味归经**
性凉，味辛、甘，归肺、脾经。

**营养功效**
萝卜含有葡萄糖、维生素C、钾、钙、磷、铁、香豆酸等。具有降气祛痰、消食行滞的功效。可用于咳嗽痰多、食积腹胀、反胃吐食、便秘、胆石症、高脂血症的辅助调养。

## 食用宜忌

1. 将白萝卜洗净切片或丝，加少许糖食用，有降气化痰平喘的作用，适合患有急慢性气管炎咳嗽、痰多、气喘者食用。

2. 萝卜为寒凉蔬菜，阴盛偏寒体质者、脾胃虚寒者不宜多食，胃及十二指肠溃疡、慢性胃炎、先兆流产、子宫脱垂等患者忌食萝卜。

3. 服用人参、西洋参、地黄和何首乌时不要同时吃萝卜。

### 推荐降糖食谱

## 酸辣萝卜丝

**材料**　白萝卜250克。

**调料**　酱油、陈醋、盐、味精、辣椒油各适量，香油2克。

**做法**

❶ 将白萝卜洗净，切成丝。

❷ 将萝卜丝放盘内，加酱油、陈醋、盐、味精、辣椒油、香油拌匀即可。

| 总热量 ≈ **68千卡** | 蛋白质 ≈ **2.1克** |
|---|---|
| 脂　肪 ≈ **2.2克** | 糖　类 ≈ **11.9克** |

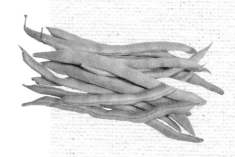

# 豆角 对合并高血压的中老年患者有益

| 降糖关键词 | 磷 镁 钾 |
|---|---|
| 每100克食物热量 | 35千卡 |

豆角含有丰富的磷、镁等元素，经常食用有利于胰岛素的正常分泌。另外，豆角还含有很高的钾元素，其钾含量在食物中名列前茅，是上好的高钾食品，对糖尿病尤其是中老年合并高血压的患者有明显的辅助治疗效果。

## 烹调宜忌

豆角必须烧熟煮透，豆角所含的皂素和植物血凝素这两种有毒物质，在高温下才能被破坏，否则会引起呕吐、恶心、腹痛、头晕等毒性反应。

### 营养档案

**性味归经**
性温、平，味甘，归脾、胃经。

**营养功效**
豆角含有B族维生素、维生素C及多种矿物质和植物蛋白，含量比大部分根茎菜和瓜菜都高，具有润肤、明目、解渴清暑、补肾止泻、益气生津、健脾和胃、除湿止泻、解毒下气的作用，还可以增强免疫能力、预防癌症。

## 食用宜忌

1. 糖尿病患者由于脾胃虚弱，经常感到口干舌燥，平时适宜多吃豆角。

2. 皮肤瘙痒、急性肠炎患者适宜食用。

### 推荐降糖食谱

## 豆角鸡丁

**材料** 鸡胸脯肉50克，豆角250克。
**调料** 葱花、姜片、料酒、胡椒粉、干淀粉、盐、鸡精各适量，植物油4克。

**做法**

❶ 将豆角去除头尾，择除筋，洗净，切成段，放入开水锅焯熟，捞出沥水。

❷ 将鸡胸脯肉切丁，加盐、料酒、胡椒粉、干淀粉腌制15分钟，放入热油锅炸熟。

❸ 炒锅倒入植物油烧至七成热，下葱花、姜片爆香，放入豆角和鸡肉丁大火煸炒均匀，加盐和鸡精调味即可。

| 总热量≈**187千卡** | 蛋白质≈**15.8克** |
|---|---|
| 脂 肪≈**7克** | 糖 类≈**20克** |

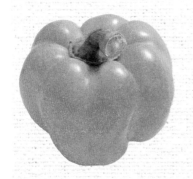

# 甜椒 预防视网膜病变等并发症

| 降糖关键词 | 维生素 C  维生素 E |
|---|---|
| 每 100 克食物热量 | 20 千卡 |

甜椒中所含有的维生素 C 可影响葡萄糖耐量，具有明显的降血糖功效。另外，甜椒中所含有的维生素 E 可促进胰岛素分泌，能有效预防由糖尿病引起的视网膜病变等并发症。

## 烹调宜忌

1. 甜椒适宜炒、拌、炝。

2. 加工甜椒时要掌握火候。由于维生素 C 不耐热，易被破坏，应避免使用铜质餐具。

### 营 养 档 案

**性味归经**
性热，味辛，归心、脾经。

**营养功效**
甜椒富含维生素 C、维生素 E、胡萝卜素，还含有蛋白质、糖类、矿物质、树脂、挥发油、辣味成分。有温中散寒、开胃消食、抑菌杀虫的功效。可促进食欲、抗寒、减肥、美容，控制心脏病及冠状动脉硬化、预防癌症。

## 食用宜忌

1. 甜椒可以改善食欲，增加饭量，食欲不振时可适当食用。

2. 甜椒所含有的辣椒素会剧烈刺激胃肠黏膜，引起胃痛、腹泻，并使肛门烧灼刺痛，诱发胃肠疾病；食管炎、胃肠炎、胃溃疡及痔疮等患者应少食或忌食辣椒；阴虚火旺、高血压病、肺结核、肝炎病人应忌食。

### 推荐降糖食谱

## 荷兰豆炒甜椒

**材料** 荷兰豆 100 克，甜椒 250 克。
**调料** 葱花、蒜末、盐、鸡精各适量，植物油 4 克。

**做法**

❶ 将荷兰豆去蒂及筋，洗净；甜椒去蒂及籽，洗净，切丝。

❷ 炒锅倒入植物油烧至七成热，下葱花炒出香味，放入荷兰豆和甜椒丝炒熟，用盐、鸡精和蒜末调味即可。

| 总热量 ≈ **105 千卡** | 蛋白质 ≈ **4.3 克** |
|---|---|
| 脂 肪 ≈ **4.7 克** | 糖 类 ≈ **15.4 克** |

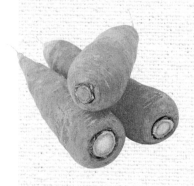

# 胡萝卜 调理高血压、视网膜损伤等并发症

| 降糖关键词 | B 族维生素　胡萝卜素 | | | |
|---|---|---|---|---|
| GI 与 GL | GI | 71 | GL | 5.8 |

胡萝卜富含 B 族维生素和胡萝卜素，常吃不仅能降低血糖，还可调理糖尿病并发症，如高血压、视网膜损伤等病症。所以，糖尿病患者应该多吃胡萝卜。

## 烹调宜忌

1. 胡萝卜素和维生素 A 是脂溶性物质，应用油炒熟或和肉类一起炖煮后再食用，以利吸收。

2. 胡萝卜最好不要削皮吃，因为胡萝卜素主要存在于皮下。

### 营养档案

**性味归经**
性平，味甘，归肺、脾经。

**营养功效**
胡萝卜含碳水化合物、胡萝卜素、维生素 A、维生素 $B_1$、维生素 $B_2$、挥发油、胡萝卜碱、钙、磷等。可健脾化滞、降低血糖、抗衰老、调理肿瘤。可用于夜盲症、角膜干燥症、视物昏花、高血压、糖尿病等病症的调养。

## 食用宜忌

1. 饮酒者不宜吃胡萝卜，因为胡萝卜素与酒精一同进入人体后，就会在肝脏中产生毒素，导致肝细胞损害。

2. 大量摄入胡萝卜素会令皮肤的颜色产生变化，使皮肤发黄。

### 推荐降糖食谱

## 豆腐丝拌胡萝卜

**材料** 豆腐丝 100 克，胡萝卜 250 克。
**调料** 盐、味精、香菜末各适量，香油 2 克。

**做法**

❶ 将豆腐丝洗净，切短段，入沸水中焯透；胡萝卜洗净，切细丝，焯烫后捞出过凉，备用。

❷ 将胡萝卜丝、豆腐丝放入盘内，加盐、味精、香菜末和香油拌匀即可。

（烹饪一点通）豆腐丝入沸水中焯一下，可去除豆腥味。

| 总热量 ≈ **223** 千卡 | 蛋白质 ≈ **24.9** 克 |
|---|---|
| 脂　肪 ≈ **13** 克 | 糖　类 ≈ **30.9** 克 |

# 胡萝卜炖羊肉

**材料**　胡萝卜250克,瘦羊肉100克。

**调料**　葱花、酱油、盐、鸡精各适量,植物油4克。

**做法**

❶ 将胡萝卜洗净,切块;瘦羊肉洗净,切块。

❷ 炒锅倒入植物油烧至七成热,下葱花炒出香味,放入羊肉块炒至颜色发白,加酱油翻炒均匀,加胡萝卜块和适量水炖熟,用盐和鸡精调味即可。

| | |
|---|---|
| 总热量 ≈ **276千卡** | |
| 蛋白质 ≈ **24克** | |
| 脂　肪 ≈ **8.4克** | |
| 糖　类 ≈ **25.7克** | |

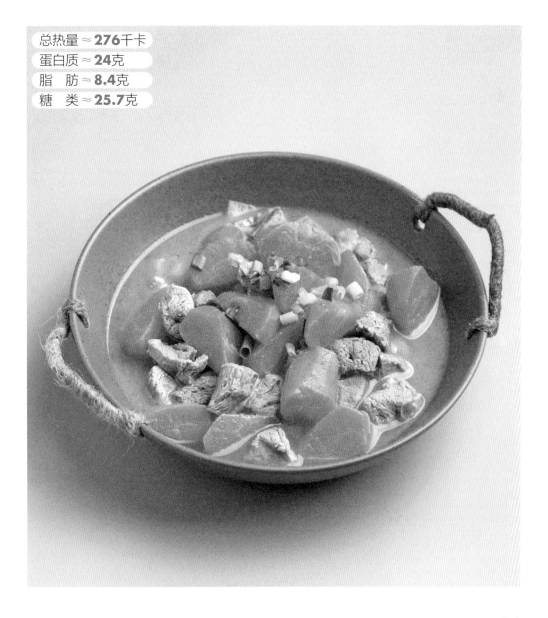

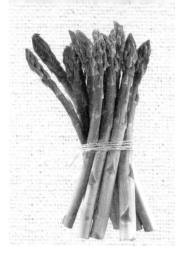

# 芦笋 对中老年 2 型糖尿病患者有益

| 降糖关键词 | 薏苡素　芸香苷　香豆素　维生素 P |
|---|---|
| 每 100 克食物热量 | 26 千卡 |

芦笋所含的薏苡素、芸香苷、香豆素、维生素 P 等成分，有降低血糖和保护视网膜的功效。中老年 2 型糖尿病患者如果经常食用芦笋，不仅可以改善糖尿病症状，而且对糖尿病并发视网膜损害有较好的调理作用。

## 烹调宜忌

芦笋中的叶酸很容易被破坏，若用芦笋来补充叶酸应避免高温烹煮，较好的食用方法是用微波炉小功率加热至熟。

## 食用宜忌

1. 芦笋含有少量嘌呤，痛风病人不宜多食。

2. 芦笋不宜生吃，也不宜存放一周以上才食用。

### 推荐降糖食谱

## 鲜虾芦笋

**材料**　鲜海虾 100 克，芦笋 250 克。
**调料**　葱花、盐各适量，淀粉 10 克，植物油 4 克。

**做法**

❶ 将鲜海虾洗净；芦笋洗净，切长条。

❷ 炒锅倒入植物油烧至七成热，下葱花炒出香味，放入鲜海虾、芦笋和适量水翻炒至熟，用盐调味，水淀粉勾芡即可。

---

### 营 养 档 案

**性味归经**
性寒，味甘，归脾、胃经。

**营养功效**
芦笋富含蛋白质、维生素 A、维生素 $B_1$、维生素 $B_2$、维生素 C、维生素 P、烟酸、叶酸、甘露聚糖、胆碱、精氨酸、核酸、天冬酰胺等营养素。可补充叶酸、消暑解渴、清凉降火，治疗心血管病及肾病，防止癌细胞扩散。

---

总热量 ≈ **154 千卡**　　蛋白质 ≈ **11.8 克**
脂　肪 ≈ **4.5 克**　　糖　类 ≈ **20.3 克**

（营养师建议） 淀粉属于纯碳水化合物，水淀粉勾芡即淀粉加水、加热的糊化过程。糊化后的淀粉提升血糖的速度快，不利于糖尿病患者控制血糖。糖尿病患者应特别注意烹饪过程中水淀粉的用量。

# 芦笋鸡片

**材料** 芦笋 250 克，鸡胸脯肉 50 克。

**调料** 葱花、盐各适量，淀粉 10 克，植物油 4 克。

**做法**

❶ 将芦笋洗净，切段；鸡胸脯肉洗净，切片。

❷ 炒锅倒入植物油烧至七成热，下葱花炒出香味，放入鸡肉片炒至变白，淋入适量水，加芦笋炒熟，用盐调味，水淀粉勾芡即可。

总热量 ≈ **180千卡**

蛋白质 ≈ **13克**

脂　肪 ≈ **6.7克**

糖　类 ≈ **20.8克**

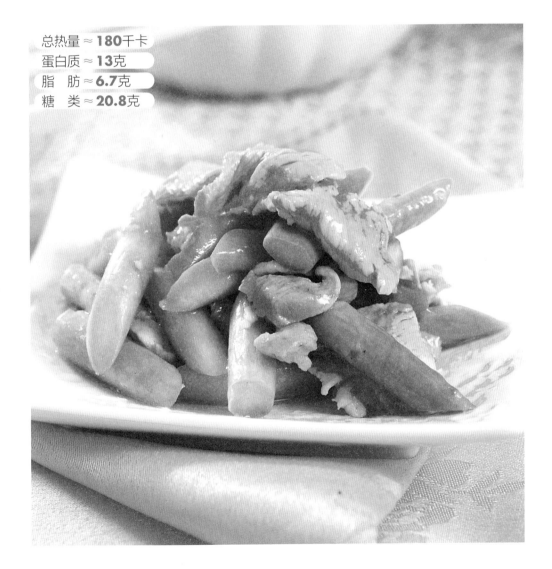

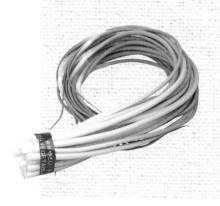

# 蒜薹 对糖尿病并发眼病的患者有益

| 降糖关键词 | 大蒜辣油　胡萝卜素<br>硫醚化合物　大蒜素 |
| --- | --- |
| 每100克食物热量 | 70千卡 |

蒜薹所含的大蒜辣油、大蒜素以及硫醚化合物，具有降低血糖的功效，且蒜薹中胡萝卜素的含量较高，适量吃可保护眼睛、预防眼病，非常适合糖尿病并发眼病的患者食用。

## 烹调宜忌

蒜薹不宜烹制得过烂，以免大蒜素被破坏而杀菌作用降低。

## 食用宜忌

消化功能不佳的人宜少吃；过量食用可能影响视力；有肝病的人过量食用，会造成肝功能障碍。

### 推荐降糖食谱

## 蒜薹木耳炒蛋

**材料** 蒜薹250克，水发黑木耳25克，鸡蛋1个（约60克）。

**调料** 葱花、盐各适量，植物油4克。

**做法**

❶ 将蒜薹择洗干净，切段；水发黑木耳择洗干净，撕成小块；鸡蛋打入碗中，搅散。

❷ 炒锅倒油烧至四成热，倒入蛋液，炒熟，盛出。

❸ 炒锅留底油，撒入葱花炒出香味，放入蒜薹和木耳翻炒至熟，倒入炒好的鸡蛋，用盐调味即可。

| 总热量≈**308**千卡 | 蛋白质≈**13.4**克 |
| --- | --- |
| 脂肪≈**9.5**克 | 糖类≈**41.7**克 |

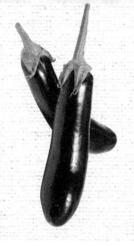

# 茄子 预防糖尿病引起的视网膜出血

| 降糖关键词 | 维生素 P |
|---|---|
| 每 100 克食物热量 | 26 千卡 |

茄子中含有丰富的维生素 P，尤其是紫茄子的皮中维生素 P 的含量更高。维生素 P 能增强毛细血管的弹性，防止微血管破裂出血，常吃茄子，可预防糖尿病引起的视网膜出血。

## 烹调宜忌

1. 切开的茄子可用清水浸泡，烹制前再捞出，这样可防止茄子变黑。

2. 油炸茄子尽量挂糊上浆，直接油炸会使茄子中的维生素严重损失，使茄子的保健作用大打折扣。

### 营养档案

**性味归经**
味甘，性凉，归脾、胃、大肠经。

**营养功效**
茄子含有碳水化合物、蛋白质、维生素 C、维生素 P、钙、磷等。能活血、清热、止痛、消肿、降低胆固醇、抗癌，以及防咳血、紫斑症。茄子所含的 B 族维生素对痛经、慢性胃炎及肾炎水肿等也有一定的辅助治疗作用。

## 食用宜忌

1. 老茄子，特别是秋后的老茄子含有较多茄碱，对人体有害，不宜多吃。

2. 消化不良、体弱胃寒的人不宜多吃茄子。

**推荐降糖食谱**

## 椒香肉末茄子

**材料** 紫色长茄子 350 克，尖椒、瘦猪肉各 50 克。

**调料** 葱花、花椒粉、盐、酱油、鸡精各适量，植物油 5 克。

**做法**

❶ 将茄子去蒂，洗净，切块；尖椒洗净，去蒂除籽，切丝；瘦猪肉洗净，切成肉末。

❷ 炒锅置火上，倒油烧至七成热，加葱花、花椒粉炒香，放肉末滑熟，倒茄子块、酱油和清水烧熟，放尖椒丝翻炒 2 分钟，用盐和鸡精调味即可。

总热量 ≈ **213 千卡**　　蛋白质 ≈ **14.3 克**
脂　肪 ≈ **8.6 克**　　糖　类 ≈ **22.5 克**

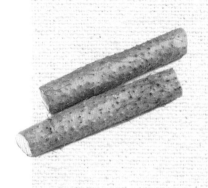

# 山药 控制餐后血糖升高

| 降糖关键词 | 黏液蛋白 | 可溶性 | 膳食纤维 | |
|---|---|---|---|---|
| **GI 与 GL** | GI | 51 | GL | 5.9 |
| **每 100 克食物热量** | 60 千卡 | | | |

山药含有黏液蛋白，有降低血糖的功效。山药还含有可溶性膳食纤维，能推迟胃肠内食物的排空时间，控制饭后血糖升高的速度。

## 烹调宜忌

1. 山药在削皮时会渗出乳白色的液体，这种液体如果沾到皮肤上会非常痒，所以在削山药皮的时候最好能戴上一次性手套。

2. 削皮的山药可以放入醋水中，以防止变色。

## 食用宜忌

1. 山药生吃比煮着吃更容易发挥其所含酶的作用。

2. 山药有收涩的作用，大便燥结者不宜食用。

### 营养档案

**性味归经**

性平，味甘，归肺、脾、肾经。

**营养功效**

山药富含多种矿物质，尤其钾的含量较高，还含有皂苷、精氨酸、淀粉酶、淀粉、膳食纤维及磷、钙、维生素 C 等，具有益胃补肾、健脾补肺、聪耳明目、固肾益精、益五脏、强筋骨、安神、延年益寿的功效，可用于消渴、脾胃虚弱、食欲不振、倦怠无力、久泻久痢、肺气虚燥、痰喘咳嗽、肾气亏耗、腰膝酸软、尿频、遗精早泄、肥胖等病症的调养。

---

**推荐降糖食谱**

## 山药胡萝卜鸡翅汤

**材料** 鸡翅中 200 克，山药、胡萝卜各 50 克。

**调料** 葱丝、盐、料酒各适量，香油 3 克。

**做法**

❶ 鸡翅中洗净，放入沸水中焯透，捞出；山药、胡萝卜去皮，洗净，切块。

❷ 汤锅置火上，加入适量清水，放入鸡翅中、山药块和胡萝卜块煮沸，烹入料酒，转小火煮 40 分钟，加盐和香油调味，撒上葱丝即可。

总热量 ≈ **339 千卡** 蛋白质 ≈ **25.5 克**
脂 肪 ≈ **19.5 克** 糖 类 ≈ **17.7 克**

# 山药排骨汤

**材料** 山药 50 克，排骨 250 克。

**调料** 葱花、姜片、盐、味精各适量，
香油 3 克。

**做法**

❶ 将山药去皮，洗净，切滚刀块；
排骨剁段，洗净，入沸水中焯去
血水，捞出。

❷ 锅置火上，放入焯好的排骨，加
葱花、姜片和适量清水烧至排骨
八成熟，倒入山药块煮熟，用盐
和味精调味，淋上香油即可。

总热量 ≈ **551千卡**
蛋白质 ≈ **30.8克**
脂　肪 ≈ **44.7克**
糖　类 ≈ **6.4克**

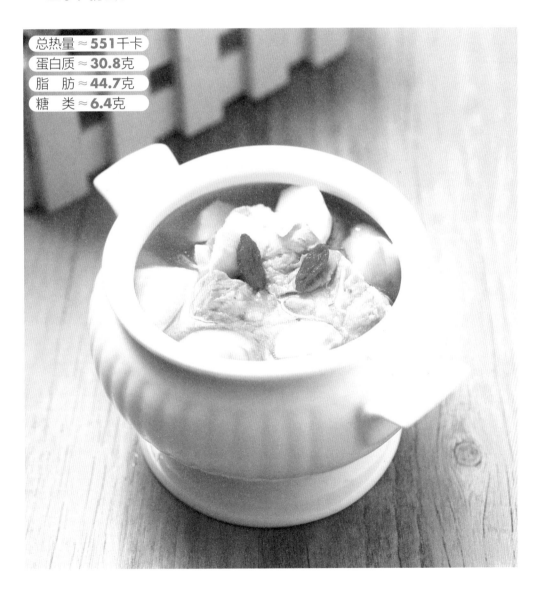

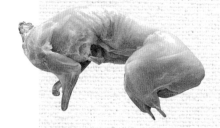

# 兔肉　对肥胖型的糖尿病患者有益

| 降糖关键词 | 低脂肪　低胆固醇 |
| --- | --- |
| 每 100 克食物热量 | 100 千卡 |

兔肉是一种高蛋白的肉食，其蛋白质的含量高于牛肉、羊肉和猪肉，兔肉还是一种低脂肪的食物，胆固醇的含量更是低于所有的肉类。肥胖型的糖尿病患者特别适合食用兔肉。

## 食用宜忌

1. 兔肉性凉，不宜在寒冬、初春食用。

2. 有四肢怕冷等阳虚症状者不宜食用。

3. 兔肉不宜加生姜、芥末烹调食用。

### 推荐降糖食谱

## 黄豆芽炒兔肉丝

**材料**　兔肉 100 克，黄豆芽 250 克。

**调料**　植物油 5 克，姜丝、蒜末各 5 克，料酒 15 克，盐 2 克。

**做法**

❶ 将黄豆芽洗净，用沸水焯熟；将兔肉洗净，切丝，并用盐、料酒腌渍，氽熟。

❷ 锅置火上，倒入植物油，下姜丝、黄豆芽炒至七成熟，加入兔肉丝同炒片刻，放入盐、蒜末即可。

### 营养档案

**性味归经**
性凉，味酸，归肝、大肠经。

**营养功效**
含蛋白质、脂肪、卵磷脂、多种维生素和微量元素，赖氨酸含量也很高。有滋阴凉血、益智健脑的功效，还可抑制血小板凝聚、阻止血栓形成。

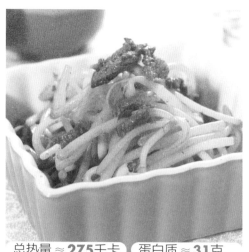

| 总热量 ≈ **275千卡** | 蛋白质 ≈ **31克** |
| --- | --- |
| 脂　肪 ≈ **11.3克** | 糖　类 ≈ **12.2克** |

## 兔肉炖南瓜

**材料** 兔肉 50 克，南瓜 250 克。

**调料** 葱花、盐、味精各适量，植物油 4 克。

**做法**

❶ 兔肉洗净，切小方块；南瓜去皮去瓤，洗净切块。

❷ 炒锅倒入植物油烧至七成热，下葱花炒出香味，放入兔肉翻炒变白，加南瓜块和适量水炖熟，用盐和味精调味即可。

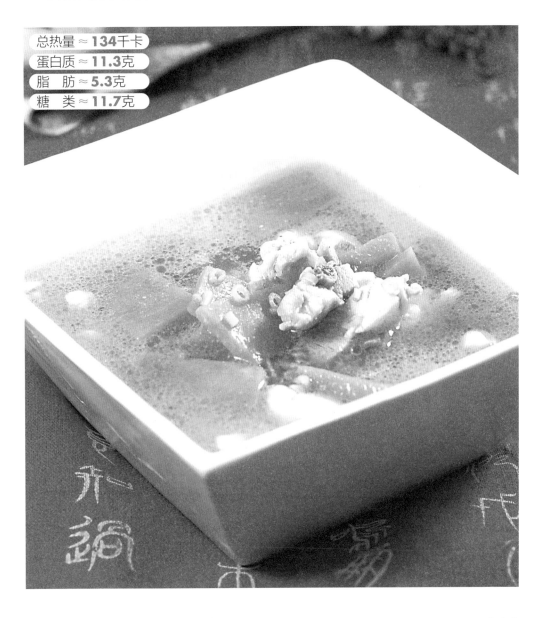

总热量 ≈ **134千卡**

蛋白质 ≈ **11.3克**

脂 肪 ≈ **5.3克**

糖 类 ≈ **11.7克**

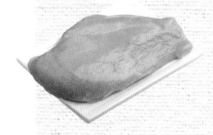

# 鸡肉 糖尿病患者良好的蛋白质来源

| 降糖关键词 | 蛋白质 |
| --- | --- |
| 每100克食物热量 | 133千卡 |

糖尿病患者蛋白质的消耗量较正常人有所增加，所以需要适当补充蛋白质。鸡肉富含优质蛋白质，且容易消化吸收，是糖尿病患者良好的蛋白质来源。此外，鸡肉营养丰富，对糖尿病有很好的滋补食疗作用，尤其适宜身体较弱的糖尿病患者食用。

## 烹调宜忌

鸡屁股是淋巴最为集中的地方，更是储存病毒、病菌和致癌物的"仓库"，应弃掉不吃。

### 营养档案

**性味归经**
性平、温，味甘，入脾、胃经。

**营养功效**
鸡肉蛋白质含量较高，且易被人体吸收和利用，有增强体力、强壮身体的作用。鸡肉含有人体必需的多种氨基酸，能提高对感冒的免疫力。此外，鸡肉的脂肪含量远远低于猪肉、牛肉、羊肉，还含有丰富的维生素和钙、磷、铁等矿物质，具有益五脏、补虚损、健脾胃、强筋骨的功效。

## 食用宜忌

1. 营养不良、消化道溃疡、慢性胃炎、月经不调、病后虚弱的人适宜食用鸡肉。

2. 患有痛风的病人不宜喝鸡汤。

### 推荐降糖食谱

## 苦瓜熘鸡片

**材料** 苦瓜300克，鸡胸脯肉100克。
**调料** 香葱末、酱油、料酒、盐各适量，淀粉10克，植物油4克。

**做法**

❶ 将苦瓜洗净，去蒂，剖开，除籽，切片；鸡胸脯肉洗净，切片，加酱油、料酒、水淀粉拌匀，腌渍20分钟。

❷ 锅置火上，倒入适量植物油，待油温烧至七成热，放入香葱末炒香，倒入鸡片翻炒变白，加酱油、料酒和适量清水，盖上锅盖焖10分钟，加苦瓜片翻炒5分钟，用盐调味，水淀粉勾芡即可。

| 总热量 ≈ **279**千卡 | 蛋白质 ≈ **22.5**克 |
| --- | --- |
| 脂 肪 ≈ **9.2**克 | 糖 类 ≈ **25.7**克 |

# 西蓝花肉片汤

**材料** 西蓝花250克,鸡胸脯肉50克。

**调料** 葱花、花椒粉、盐、鸡精各适量,植物油4克。

**做法**

❶• 将西蓝花洗净,掰成小朵;鸡胸脯肉洗净,切片。

❷• 炒锅倒入植物油烧至七成热,下葱花、花椒粉炒出香味。

❸• 放入鸡肉片翻炒至白色,加西蓝花炒软,用盐和鸡精调味即可。

| | |
|---|---|
| 总热量 ≈ **200千卡** | |
| 蛋白质 ≈ **20.1克** | |
| 脂　肪 ≈ **8克** | |
| 糖　类 ≈ **20.5克** | |

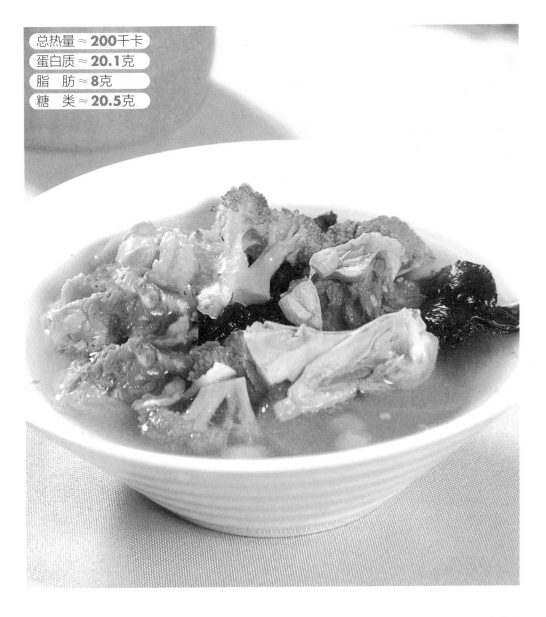

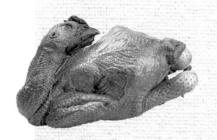

# 乌鸡 促进胰岛素分泌，加强胰岛素作用

| 降糖关键词 | 低脂肪　低糖　维生素 $B_2$<br>维生素 E　烟　酸　磷　铁<br>钠　钾 |
| --- | --- |
| 每 100 克食物热量 | 112 千卡 |

乌鸡是典型的高蛋白、低脂肪、低胆固醇、低糖的肉食，富含维生素 $B_2$、维生素 E、烟酸、磷、铁、钠、钾，可促进胰岛素分泌、加强胰岛素作用、降低血糖。

## 烹调宜忌

乌鸡宜砸碎骨头后熬汤，这样烹调滋补效果较佳。

### 营养档案

**性味归经**

性平，味甘，归肝、肾经。

**营养功效**

乌鸡低胆固醇、低脂肪，含有蛋白质、B 族维生素、维生素 E 及多种氨基酸和矿物质。可滋阴清热、补肝益肾、健脾止泻。食用乌鸡，可提高生理机能、延缓衰老、强筋健骨、止消渴，对调理骨质疏松、佝偻病、妇女缺铁性贫血症等均有明显功效。

## 食用宜忌

老年人、少年儿童、妇女，特别是体虚血亏、肝肾不足、脾胃不健的人宜吃乌鸡。

### 推荐降糖食谱

## 山药乌鸡锅

**材料** 山药 150 克，乌鸡 500 克，红枣 6 枚。

**调料** 葱段、姜片各 5 克，盐 3 克。

**做法**

❶ 将宰杀好的乌鸡洗净，切块，焯烫备用；山药去皮洗净，切厚片；红枣洗净。

❷ 取一干净砂锅，放入乌鸡块、山药片、红枣、姜片、葱段，加适量水，小火炖 1.5 小时，用盐调味即可。

总热量 ≈ **382** 千卡　　蛋白质 ≈ **58.1** 克
脂　肪 ≈ **5.8** 克　　　糖　类 ≈ **18.6** 克

# 栗子炖乌鸡

**材料** 栗子 100 克，乌鸡 500 克。
**调料** 葱段、姜片、盐各适量。
**做法**

❶·将宰杀好的乌鸡洗净，切块；栗子去壳取出栗子仁。

❷·将砂锅洗净，放入乌鸡块、栗子仁，加清水（以没过鸡、栗子仁为宜），加葱段、姜片文火炖 2 小时，加盐调味即可。

总热量 ≈ **475千卡**
蛋白质 ≈ **60克**
脂　肪 ≈ **6.4克**
糖　类 ≈ **43.1克**

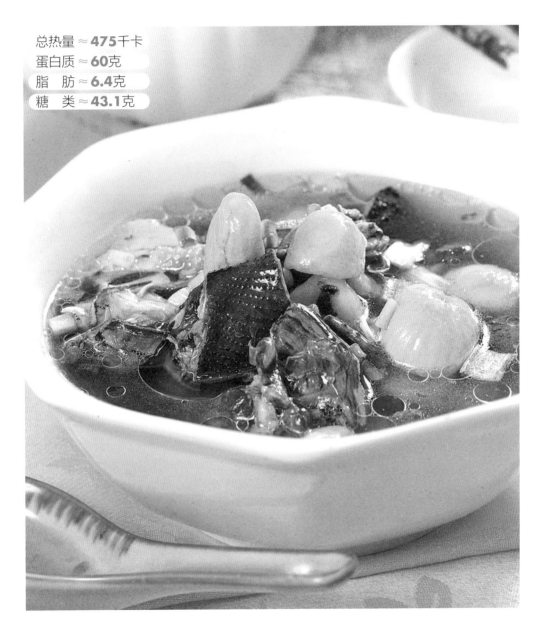

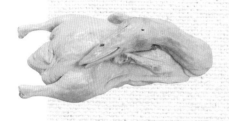

# 鸭肉 调理心血管并发症

| 降糖关键词 | 蛋白质　维生素　矿物质<br>不饱和脂肪酸 |
| --- | --- |
| 每100克食物热量 | 90千卡 |

鸭肉富含蛋白质、B族维生素和维生素E，钾、铁、铜、锌等矿物质的含量也相当丰富，可滋阴补虚，在糖尿病的辅助治疗中具有独特的功效。另外，鸭肉的脂肪含量低，且多为不饱和脂肪酸，常食可调理由糖尿病引发的心血管并发症。

## 烹调宜忌

炖制老鸭时，加几片火腿或腊肉，能增加鸭肉的鲜香味。

### 营养档案

**性味归经**

性微寒，味甘、咸，归脾、胃、肺、肾经。

**营养功效**

鸭肉脂肪含量适中，富含蛋白质、维生素A、B族维生素、维生素E及钾、铁、铜、锌等营养素，可滋阴补血、消水肿、保护肾脏、清肺解热、调理心血管疾病。

## 食用宜忌

1. 适宜营养不良、水肿或产后病后体虚的人食用。

2. 胃部冷痛、腹泻清稀、腰痛及寒性痛经的人忌食。

### 推荐降糖食谱

## 双椒鸭丁

**材料**　青、红柿子椒各25克，鸭肉250克。

**调料**　葱花、盐、鸡精各适量，植物油4克。

**做法**

❶ 将鸭肉洗净，切丁；青、红柿子椒去蒂及籽，切丝。

❷ 炒锅倒入植物油烧至七成热，下葱花炒出香味，放入鸭肉丁翻炒变白，加入适量水焖熟，放入青、红柿子椒丝炒熟，用盐和鸡精调味即可。

| 总热量≈**272**千卡 | 蛋白质≈**38**克 |
| --- | --- |
| 脂　肪≈**7.9**克 | 糖　类≈**12.7**克 |

# 鸭肉拌黄瓜

**材料** 鸭肉 100 克，黄瓜 250 克。

**调料** 蒜末、盐、味精各适量，香油 2 克。

**做法**

❶ 将鸭肉洗净，煮熟，撕成丝；黄瓜洗净，切成丝。

❷ 取盘，放入鸭肉丝和黄瓜丝，加盐、味精、蒜末和香油拌匀即可。

总热量 ≈ **152千卡**

蛋白质 ≈ **16.8克**

脂 肪 ≈ **4克**

糖 类 ≈ **11.2克**

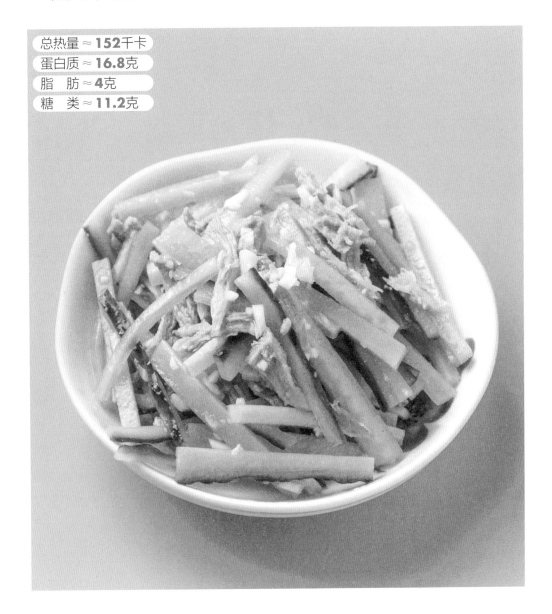

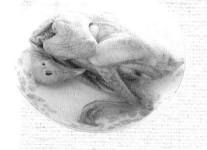

# 鸽肉 可为糖尿病患者补充优质蛋白质

| 降糖关键词 | 高蛋白　补肝益肾　益气补血<br>清热解毒　生津止渴 |
|---|---|
| 每100克食物热量 | 200千卡 |

鸽肉是高蛋白的肉食，是糖尿病患者补充优质蛋白的主选肉食之一。鸽肉有补肝益肾、益气补血、清热解毒、生津止渴等功效，对于消瘦型糖尿病患者及高血压、高血脂、冠心病并发症患者尤宜。

## 烹调宜忌

鸽肉以清蒸或煲汤为佳，这样能使营养成分完好保存。

## 食用宜忌

鸽肉营养丰富，易于消化，对老年人、体虚病弱者、孕妇及儿童有恢复体力、增强脑力和视力的作用。

### 营养档案

性味归经 ————
性平，味咸，归肝、肾经。

营养功效 ————
鸽肉含有许多人体必需的氨基酸，且易于被人体消化吸收。经常食用鸽肉，可增强皮肤弹性、改善血液循环，而且对脱发、白发也有很好的疗效。

### 推荐降糖食谱

## 蚝油乳鸽

**材料** 乳鸽250克。

**调料** 葱段、姜片、花椒粉、盐、葱花、蚝油各适量，淀粉5克，植物油4克。

**做法**

❶ 将宰杀好的乳鸽去毛去内脏，剁掉头和爪，洗净，放入沸水中汆去血水。

❷ 把鸽子放入一个大碗里，加葱段、姜片、盐和适量水，上蒸锅大火蒸1小时取出，拣去姜片、葱段。

❸ 炒锅倒入植物油烧至七成热，下葱花、花椒粉、蚝油炒出香味，加蒸乳鸽时碗里留下的汤汁煮开，水淀粉勾芡，淋在乳鸽上即可。

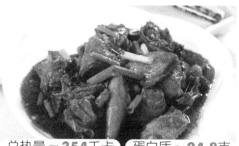

| 总热量 ≈ **354千卡** | 蛋白质 ≈ **24.8克** |
|---|---|
| 脂　肪 ≈ **25.3克** | 糖　类 ≈ **6.8克** |

# 平菇拌乳鸽

**材料** 平菇 250 克，乳鸽 200 克。

**调料** 料酒、酱油、盐、葱花、姜末、鸡精各适量，植物油 4 克。

**做法**

❶ 将平菇去蒂，洗净，切块；乳鸽洗净，切块。

❷ 锅置火上，加油烧热，下葱花、姜末煸出香味，再加入平菇块、乳鸽块，略炒后烹入料酒。

❸ 加盐、酱油、适量水，煮沸后改小火炖至熟烂，用鸡精调味即可。

总热量 ≈ **289千卡**
蛋白质 ≈ **24.5克**
脂　肪 ≈ **21.8克**
糖　类 ≈ **13.5克**

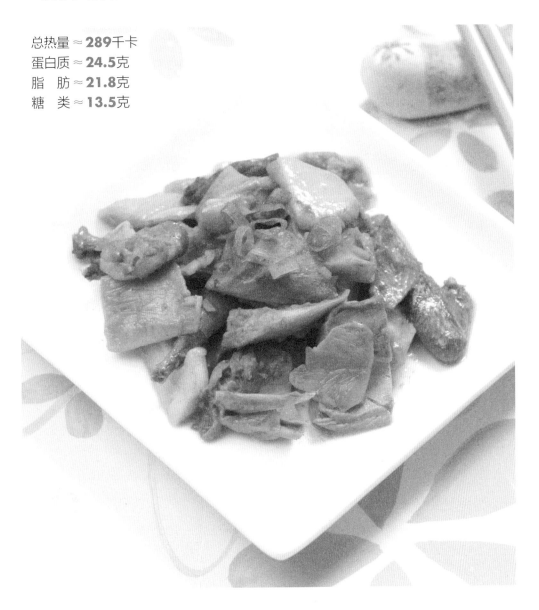

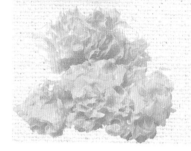

# 银耳
## 有助于降低血糖并有效地控制病情

| 降糖关键词 | 矿物质 | 低热量 | 膳食纤维 |
|---|---|---|---|
| 每100克食物热量 | 326千卡（干银耳） | | |

银耳含有钙、磷、镁、钾、铁等多种矿物质，经常食用有助于降低血糖和有效地控制病情。此外，银耳和木耳所含的能量很低，又含有丰富的膳食纤维，糖尿病患者食用后有延缓血糖上升的作用。

## 烹调宜忌

1. 银耳应先用温水浸泡，微微发开后洗净污物，择去粗老部位，再撕成小块。

2. 银耳泡发后应去掉未发开的部分，特别是那些呈淡黄色的东西。

### 营养档案

**性味归经**

性平，味甘，归肺、胃、肾经。

**营养功效**

银耳含有丰富的胶质、多种维生素和矿物质、氨基酸，具有强精补肾、滋阴润肺、养胃生津、补气和血、补脑提神、美容嫩肤、延年益寿的功效。银耳含有酸性异多糖，能增强体液免疫功能，增强机体巨噬细胞的吞噬功能，抑制癌细胞生长。

## 食用宜忌

1. 常食银耳可提高机体对外界致病因子的抵抗力，促进骨髓的造血机能，可作为肿瘤患者在接受放射治疗时的营养食品。

2. 风寒咳嗽或湿热生痰者最好不要食用冰糖银耳，以免加重病情。

### 推荐降糖食谱

## 银耳炒肉丝

**材料** 干银耳5克，瘦猪肉50克。

**调料** 葱花、绍酒、酱油、干淀粉、盐、鸡精各适量，植物油4克。

**做法**

❶ 将干银耳泡发，择洗干净，撕成小片；瘦猪肉洗净，切成细丝，加绍酒、酱油、干淀粉抓拌，腌制10分钟。

❷ 炒锅倒入植物油烧至七成热，下葱花炒出香味，放入猪肉丝翻炒变白，放入银耳炒熟，用盐和鸡精调味即可。

| 总热量 ≈ **117千卡** | 蛋白质 ≈ **10.6克** |
|---|---|
| 脂 肪 ≈ **7.2克** | 糖 类 ≈ **4克** |

## 银耳拌芹菜

**材料** 干银耳 5 克，芹菜 250 克。

**调料** 蒜末、盐、鸡精各适量，香油 3 克。

**做法**

❶ 干银耳泡发，择洗干净，入沸水中焯透，撕成小片；芹菜择洗干净，切段，放入沸水中烫熟。

❷ 取盘，放入银耳和芹菜段，加入蒜末、盐、鸡精和香油拌匀即可。

(烹饪一点通) 质量好的银耳具备干燥、光滑、不潮湿发黏的特点。

| | |
|---|---|
| 总热量 ≈ **70千卡** | |
| 蛋白质 ≈ **1.8克** | |
| 脂　肪 ≈ **3.2克** | |
| 糖　类 ≈ **9.7克** | |

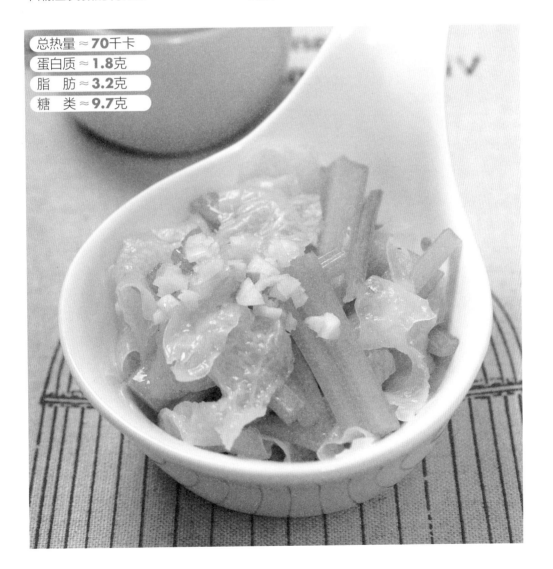

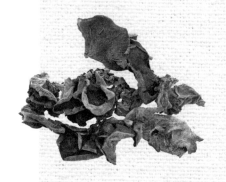

# 黑木耳 对糖尿病合并高血压的患者有益

| 降糖关键词 | 多糖　钾 | |
|---|---|---|
| 每100克食物热量 | 30千卡（水发黑木耳） | |
| | 320千卡（干黑木耳） | |

黑木耳中所含有的多糖成分具有显著的降低血糖、调节血糖的功效。令人关注的是，黑木耳的含钾量非常高，是优质的高钾食物，对糖尿病合并高血压的患者有较好的辅助治疗作用。

## 烹调宜忌

1. 泡发干木耳应使用温水。也可用烧开的米汤泡半小时左右，可以使木耳肥大松软，味道鲜美。

2. 干木耳烹调前宜用温水泡发，泡发后仍然紧缩在一起的部分不宜吃。

## 食用宜忌

1. 黑木耳滋润，易滑肠，患有慢性腹泻的病人应慎食。

2. 严禁食用发霉及有腐败味的黑木耳，以防中毒。

### 推荐降糖食谱

## 炝拌银芽黑木耳

**材料** 绿豆芽250克，水发黑木耳50克。

**调料** 葱花、花椒粉、盐、鸡精各适量，香油3克。

**做法**

❶ 将绿豆芽择洗干净，放入沸水中烫熟，捞出；水发黑木耳择洗干净，撕成小朵，入沸水中焯透。

❷ 取盘，放入绿豆芽和木耳，加入盐和鸡精。

❸ 炒锅倒入植物油烧至七成热，下葱花、花椒粉炒出香味关火，将炒锅内的油和葱花、花椒粉一同淋在绿豆芽和木耳上，拌匀即可。

总热量 ≈ **83千卡**　　蛋白质 ≈ **6克**
脂　肪 ≈ **3.4克**　　糖　类 ≈ **10.3克**

### 营养档案

**性味归经**
性平，味甘，归胃、大肠经。

**营养功效**
黑木耳含有人体所必需的蛋白质、多种维生素和矿物质等营养成分，可抑制血小板凝集、降低血液中胆固醇的含量，对冠心病、动脉硬化、脑血管病颇为有益，并有一定的抗癌和化解结石的作用。且含铁量高，有益气补血、润肺镇静、凉血止血的功效。

## 黑木耳炒西芹

**材料**　水发黑木耳 50 克，西芹 250 克。

**调料**　葱花、花椒粉、盐、鸡精各适量，植物油 4 克。

**做法**

❶• 将水发黑木耳择洗干净，撕成小块；西芹择洗干净，切段。

❷• 炒锅倒入植物油烧至七成热，下葱花、花椒粉炒出香味，放入西芹和木耳炒熟，用盐和鸡精调味即可。

(烹饪一点通) 先炒木耳再炒芹菜，这样炒出的西芹是脆的。

总热量 ≈ **80**千卡
蛋白质 ≈ **2.1**克
脂　肪 ≈ **4.3**克
糖　类 ≈ **9.4**克

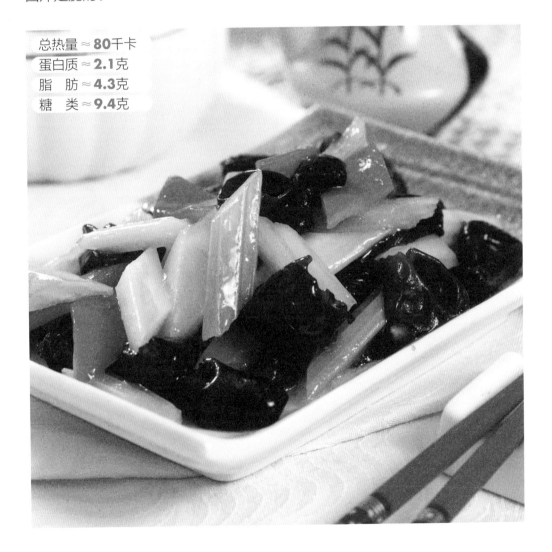

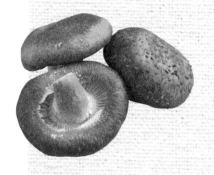

# 香菇 对糖尿病合并高血压的患者有益

| 降糖关键词 | 高钾 |
|---|---|
| **每 100 克食物热量** | 32 千卡（鲜香菇）<br>342 千卡（干香菇） |

香菇享有"植物皇后"的美称，兼有降血糖、防癌等多种功效，是不可多得的保健食物。香菇还是优质的高钾食物，每 100 克干香菇含钾量高达 464 毫克，糖尿病合并高血压的患者如能经常食用香菇，不仅能很好地降低血糖，还能有效地控制病情的发展。

## 烹调宜忌

1. 烹调干香菇前，先用冷水将香菇表面冲洗干净，然后伞盖朝下放在温水盆中浸泡，等香菇变软、伞盖张开后，再用手朝一个方向轻轻旋搅，让泥沙沉入盆底，然后用清水漂洗一下即可。

2. 浸泡香菇不宜用冷水，也不要浸泡太长时间，不然会损失营养。

## 食用宜忌

香菇作为高血压、高血脂、高胆固醇、心血管疾病、糖尿病及癌症患者的辅助食疗菜肴，可长期食用。

### 营养档案

**性味归经**——
性平，味甘，归胃经。

**营养功效**——
香菇富含钾，还含有 30 多种酶和 18 种氨基酸，有补气益胃、降压、降脂、降胆固醇及抗癌的功效，还可调节人体新陈代谢、帮助消化、消除胆结石、调理佝偻病。

---

**推荐降糖食谱**

## 香菇拌豆腐丝

**材料** 鲜香菇 100 克，豆腐丝 100 克。

**调料** 盐、鸡精、香菜末各适量，香油 3 克。

**做法**

❶ 将豆腐丝洗净，放入沸水中焯透，捞出，稍凉，切段；鲜香菇洗净，去蒂，切细丝，入沸水中焯软。

❷ 取盘，放入豆腐丝和香菇丝，加入盐、鸡精、香菜末和香油拌匀即可。

| 总热量 ≈ **247**千卡 | 蛋白质 ≈ **23.7**克 |
|---|---|
| 脂 肪 ≈ **13.8**克 | 糖 类 ≈ **11.4**克 |

## 香菇炒大白菜

**材料** 鲜香菇 100 克，大白菜 250 克。

**调料** 葱花、花椒粉、盐、鸡精、蒜末各适量，淀粉 5 克，植物油 4 克。

**做法**

**1** 将大白菜择洗干净，撕成片；鲜香菇去蒂，洗净，切片。

**2** 炒锅倒入植物油烧至七成热，下葱花、花椒粉炒出香味，放入大白菜片和香菇片炒熟，用盐、鸡精和蒜末调味，水淀粉勾芡即可。

烹饪一点通 白菜叶和茎要分开来切，口感更佳。

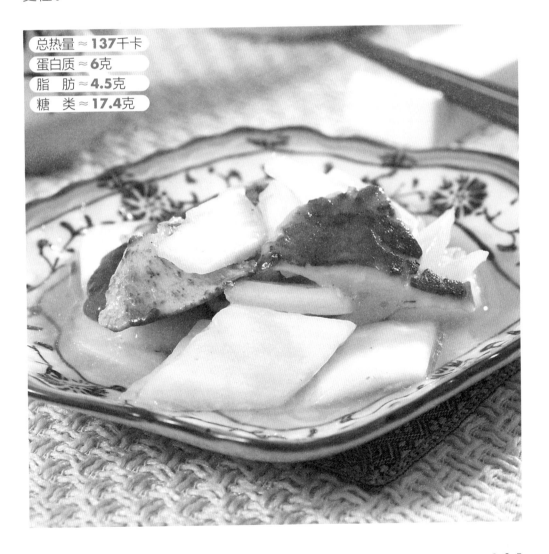

总热量 ≈ **137 千卡**

蛋白质 ≈ **6 克**

脂 肪 ≈ **4.5 克**

糖 类 ≈ **17.4 克**

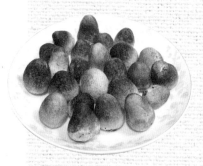

# 草菇　减慢人体对碳水化合物的吸收

| 降糖关键词 | 硒 |
| --- | --- |

| 每 100 克食物热量 | 30 千卡 |
| --- | --- |

草菇能够减慢人体对碳水化合物的吸收，是糖尿病患者的理想食品。草菇富含微量元素硒，常吃可调理动脉血管粥样硬化、降低由糖尿病引起的心血管并发症的发病率。

## 烹调宜忌

1. 草菇适于做汤或素炒，无论鲜品还是干品都不宜浸泡时间过长，不然营养素会损失。

2. 草菇可炒、熘、烧、烩、蒸、酿，也可做汤，或作各种荤菜的配料。

## 食用宜忌

草菇性寒，畏寒肢冷、脾胃虚寒及大便溏稀者应少吃草菇。

### 推荐降糖食谱

## 草菇炖豆腐

**材料**　草菇 250 克，北豆腐 100 克。
**调料**　葱花、盐各适量，淀粉 5 克，植物油 4 克。

**做法**

❶ 将草菇择洗干净；北豆腐洗净，切块。

❷ 炒锅倒入植物油烧至七成热，下葱花炒出香味，放入草菇和豆腐翻炒，加适量水炖熟，用盐调味，水淀粉勾芡即可。

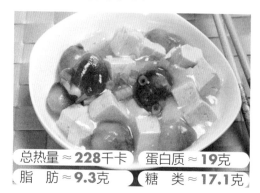

| 总热量 ≈ **228千卡** | 蛋白质 ≈ **19克** |
| --- | --- |
| 脂　肪 ≈ **9.3克** | 糖　类 ≈ **17.1克** |

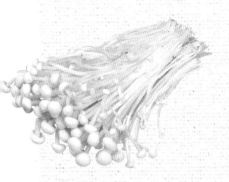

# 金针菇 降低糖尿病并发症的发病率

| 降糖关键词 | 锌 |
|---|---|
| 每100克食物热量 | 38 千卡 |

金针菇含有丰富的锌元素，锌可增加糖尿病患者对胰岛素的敏感性，降低糖尿病并发症的发病率。

## 烹调宜忌

新鲜的金针菇中含有秋水仙碱，它对胃肠黏膜和呼吸道黏膜有强烈的刺激作用，大量食用会出现中毒症状。秋水仙碱很怕热，大火煮10分钟左右就能将其破坏，所以在食用金针菇前最好用沸水焯烫金针菇。

## 食用宜忌

1. 金针菇是儿童保健增智、老年人延年益寿、成年人增强记忆力的必需食品。

2. 金针菇有补益气血的作用，对妇女产后恢复很有帮助。

### 推荐降糖食谱

## 金针菇汆肥牛

**材料** 金针菇 20 克，肥牛片 100 克。

**调料** 香葱末、葱丝、姜丝、蒜末、青花椒、干辣椒、豆瓣酱、酱油、料酒、味精、胡椒粉各适量，植物油 4 克。

**做法**

❶ 将金针菇去根，洗净，放入加了盐的沸水中焯透，捞出；肥牛片入沸水中焯去血水，捞出。

❷ 炒锅置火上，倒入植物油，待油温烧至六成热，加青花椒炒出香味后放入干辣椒炒香，倒入豆瓣酱炒出红油，煸香葱丝、姜丝和蒜末。

❸ 淋入适量料酒、酱油和清水烧开，关火，滤出锅中的汤汁，重新放在火上，大火煮开后转小火熬煮。

❹ 放入金针菇和肥牛片略煮，用味精和胡椒粉调味，撒上香葱即可。

**营养档案**

**性味归经**
性寒，味咸，归肝、胃、小肠经。

**营养功效**
金针菇富含锌，而且其所含的蛋白质中含有8种人体必需的氨基酸，还含有多糖体朴菇素，具有抗癌作用，经常食用可调理肝脏疾病和胃肠溃疡等。

| 总热量 ≈ **165千卡** | 蛋白质 ≈ **20.2克** |
|---|---|
| 脂 肪 ≈ **8.2克** | 糖 类 ≈ **3.2克** |

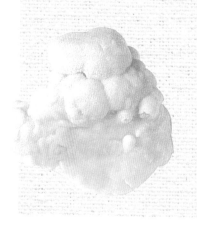

# 猴头菇 对糖尿病性心脏病有益

| 降糖关键词 | 猴头菇多糖　不饱和脂肪酸维生素 $B_1$ |
| --- | --- |
| 每100克食物热量 | 25千卡 |

猴头菇所含有的猴头菇多糖具有明显的降血糖功效。猴头菇含有丰富的不饱和脂肪酸，有利于血液循环，能降低血胆固醇含量，是糖尿病性心脏病患者的理想食品。另外，猴头菇还含有丰富的维生素 $B_1$，多吃可预防糖尿病神经系统并发症。

## 烹调宜忌

1. 猴头菇不管鲜品还是干品，烹调前均要用盐水浸泡数小时，以去除苦味。

2. 猴头菇要做得软烂如豆腐，其营养成分才能完全析出。

### 营养档案

**性味归经**
性平，味甘，归胃、脾经。

**营养功效**
猴头菇含有大量蛋白质、脂肪、碳水化合物、氨基酸和多种维生素，能增强人体免疫力、延缓人体衰老，还能抑制癌细胞中遗传物质的合成，从而预防消化道癌症和其他恶性肿瘤。

## 食用宜忌

1. 适宜体质虚弱者、营养不良者、神经衰弱者、胃病患者及心血管疾病患者食用。

2. 手术后的病人适宜吃些猴头菇，因为猴头菇有利于手术后的伤口愈合。

### 推荐降糖食谱

## 猴头菇炖柴鸡

**材料**　猴头菇100克，柴鸡500克。
**调料**　葱花、盐各适量，植物油4克。
**做法**

❶ 将宰杀并收拾好的柴鸡洗净，切成小块；猴头菇洗净。

❷ 炒锅倒入植物油烧至七成热，下葱花炒出香味，放入柴鸡翻炒变白，加猴头菇和适量水炖熟，用盐调味即可。

| 总热量 ≈ **419千卡** | 蛋白质 ≈ **62.3克** |
| --- | --- |
| 脂　肪 ≈ **17.3克** | 糖　类 ≈ **4.9克** |

# 猴头菇烧木耳

**材料** 猴头菇250克,水发木耳25克。

**调料** 葱花、花椒粉、酱油、盐、水淀粉各适量,植物油4克。

**做法**

❶ 将水发木耳洗净,撕成小片;猴头菇洗净。

❷ 炒锅倒入植物油烧至七成热,下葱花、花椒粉炒出香味,倒入木耳、猴头菇翻炒片刻,加酱油和少许水。

❸ 待菜熟放盐调味,淋入水淀粉勾芡即可。

总热量 ≈ **74千卡**

蛋白质 ≈ **5.4克**

脂　肪 ≈ **4.6克**

糖　类 ≈ **6.4克**

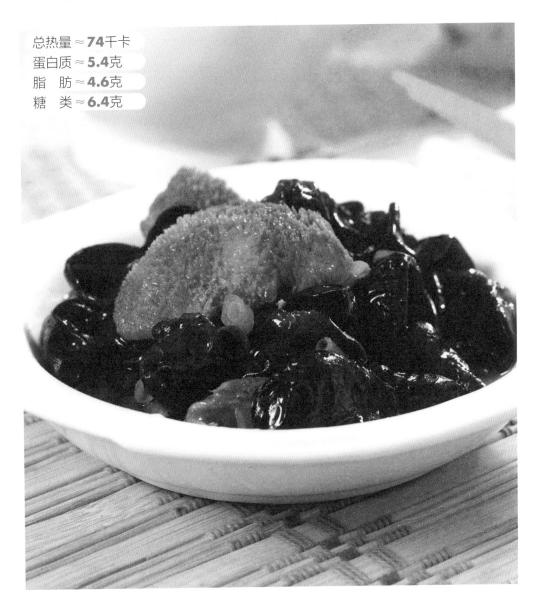

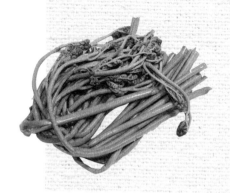

# 蕨菜 对糖尿病合并冠心病的患者有益

| 降糖关键词 | 钾 镁 锰 |
|---|---|
| 每100克食物热量 | 45千卡 |

蕨菜中钾、镁、锰的含量较高，常吃可以促进胰岛素分泌，增强胰岛素活性，能起到调节血糖的作用，特别适合糖尿病合并冠心病的患者食用。

## 烹调宜忌

鲜蕨菜在食用前应用沸水焯烫，以去除表面的黏质和土腥味。

## 食用宜忌

不宜多食，脾胃虚寒者慎用。

### 营 养 档 案

**性味归经**
性寒，味甘，归大肠、膀胱经。

**营养功效**
蕨菜富含蛋白质、多种维生素、矿物质，具有清热、健胃、滑肠、祛风、化痰、增强抗病能力、抗癌等功效。蕨菜的某些有效成分能扩张血管、降低血压，还可治噎膈、肠风热毒等病症。

### 推荐降糖食谱

## 蕨菜摊鸡蛋

**材料** 干蕨菜100克，鸡蛋1个（约60克）。

**调料** 盐、葱花、花椒粉各适量，植物油5克。

**做法**

❶ 将干蕨菜用冷水泡发，择洗干净，切末；鸡蛋磕在蕨菜末上，加盐、葱花和花椒粉打散、搅拌均匀。

❷ 炒锅倒入植物油烧至五成热，倒入蕨菜和蛋液，炒熟，铲出即可。

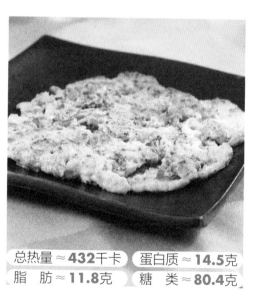

| 总热量 ≈ **432千卡** | 蛋白质 ≈ **14.5克** |
|---|---|
| 脂 肪 ≈ **11.8克** | 糖 类 ≈ **80.4克** |

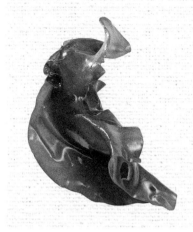

# 海带 辅助降血糖

| 降糖关键词 | 褐藻酸　褐藻氨酸　褐藻酸钠　褐藻多糖 |
|---|---|
| 每100克食物热量 | 15千卡 |

海带中含有大量的褐藻酸、褐藻氨酸、褐藻酸钠、褐藻多糖。褐藻多糖即海带中的黏性物质，是一种可溶性膳食纤维，具有降血糖及润肠的作用。糖尿病患者常吃海带对降低血糖、稳定病情是有利的。

## 烹调宜忌

1. 海带含有较多的有毒金属砷，因此烹制前应先用清水漂洗，然后浸泡12~24小时，并要勤换水。

2. 用淘米水泡发海带，既易泡发又易清洗，烧煮时也易酥软。

### 营养档案

**性味归经**
性寒，味咸，归肝、胃、肾经。

**营养功效**
海带富含碘、钙、铁、胡萝卜素、纤维素、褐藻胶等，有软坚化痰、清热利水的功效。常吃海带可使血液中胆固醇含量降低，对血管硬化、冠心病、高血压等有一定预防和辅助治疗的效果。海带还含有甘露醇，对治疗急性肾功能衰竭、脑水肿、急性青光眼有效。

## 食用宜忌

1. 吃海带后不要马上喝茶，也不要立刻吃酸涩的水果，否则会阻碍铁的吸收。

2. 患有甲亢的病人不要吃海带，因海带中碘的含量较丰富，会加重病情。

### 推荐降糖食谱

## 海带三丝

**材料**　海带300克，胡萝卜100克，香菜10克。

**调料**　蒜末、醋、盐各适量，香油3克。

**做法**

❶ 将海带洗净，放蒸锅中干蒸30分钟，取出，用清水浸泡片刻，捞出，沥干，切成约10厘米长的丝。

❷ 将胡萝卜洗净，切丝；香菜洗净，取梗，切长段。

❸ 将切好的食材盛盘，倒入蒜末、醋、盐、香油拌匀即可。

| 总热量 ≈ **111**千卡 | 蛋白质 ≈ **4.7**克 |
|---|---|
| 脂　肪 ≈ **3.5**克 | 糖　类 ≈ **18.9**克 |

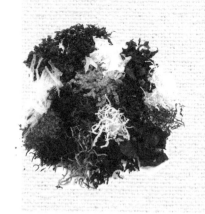

# 裙带菜

## 预防由糖尿病引起的心血管并发症

| 降糖关键词 | 镁　水溶性膳食纤维 |
|---|---|
| 每100克食物热量 | 200千卡（干裙带菜）<br>35千卡（水发裙带菜） |

裙带菜富含矿物质元素镁，镁可促进胰岛素的分泌，调节糖代谢。裙带菜还富含水溶性膳食纤维，常吃能降低胆固醇，预防由糖尿病引起的心血管并发症。

## 烹调宜忌

裙带菜宜同蘑菇搭配烹调，两者同食可提高身体的免疫力。

## 食用宜忌

1. 平素脾胃虚寒、腹泻便溏者忌食。

### 营养档案

**性味归经**
性凉，味甘、咸，归脾、胃经。

**营养功效**
裙带菜营养丰富，含有多量的碘和钙，还含有维生素A、维生素$B_1$、维生素$B_2$、维生素C、叶酸、镁、钠，以及多种氨基酸及褐藻胶酸、膳食纤维等。可降血压、降血脂、抗癌，并可调理甲状腺肿大、贫血、便秘等病症。

2. 甲状腺肿大、大便秘结、身体肥胖者适宜吃裙带菜；处在生长期的少年儿童、怀孕妇女、哺乳期的女性，以及患有高血压、冠心病及动脉硬化的人也适宜食用裙带菜。

### 推荐降糖食谱

## 裙带菜炖豆腐

**材料** 水发裙带菜100克，北豆腐100克。

**调料** 葱花、花椒粉、盐、味精、水淀粉各适量，植物油4克。

**做法**

❶ 将水发裙带菜洗净，切段；北豆腐洗净，切块。

❷ 炒锅倒入植物油烧至七成热，下葱花、花椒粉炒出香味，放入豆腐块和裙带菜翻炒均匀。

❸ 加适量水炖熟，用盐和味精调味，水淀粉勾芡即可。

总热量 ≈ **169千卡**　蛋白质 ≈ **13.3克**
脂肪 ≈ **8.9克**　糖类 ≈ **5克**

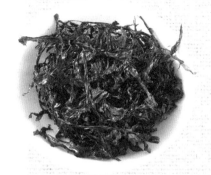

# 紫菜 对糖尿病肾病伴有水肿的患者有益

| 降糖关键词 | 紫菜多糖 |
|---|---|
| **每100克食物热量** | 298千卡（干紫菜） |

紫菜含有丰富的紫菜多糖，紫菜多糖能显著降低空腹血糖。紫菜还含有丰富的硒，硒能明显促进细胞对糖的摄取，具有与胰岛素相同的调节糖代谢的生理活性。此外，紫菜含有的甘露醇，可消水肿，尤其适合糖尿病肾病伴有水肿的患者食用。

## 烹调宜忌

1. 紫菜中含有少量泥沙，烹调前应用清水泡发，并换一两次水。

2. 牛磺酸的合成代谢需要维生素 $B_6$ 的参与，而甘蓝富含维生素 $B_6$，紫菜宜与甘蓝搭配烹调，能更好地发挥功效。

### 营养档案

**性味归经**

性寒，味甘、咸，归肺经。

**营养功效**

紫菜富含碘和硒，碘可有效防止甲状腺肿大；紫菜中含有丰富的牛磺酸，可以保护心脏，促进神经系统发育，还能解毒。此外，紫菜还含有一种叫甾醇的物质，有防止动脉硬化的功效。

## 食用宜忌

1. 胃肠消化功能不好的人应少食；腹痛便溏者不宜食用。

2. 紫菜适宜水肿、脚气、肺病初期、甲状腺肿大、心血管病，以及各类肿块、增生的患者食用。

### 推荐降糖食谱

## 紫菜蛋花汤

**材料** 干紫菜25克，鸡蛋1个（约60克），虾皮少许。

**调料** 葱花、香菜段、盐各适量，香油3克。

**做法**

❶ 将紫菜撕碎，放入汤碗内；虾皮用开水泡软；鸡蛋磕入碗内，搅匀。

❷ 炒锅倒香油烧至七成热，下葱花炒出香味，加水和虾皮，用小火煮沸，调入盐，淋入蛋液，放入香菜段，冲入汤碗即可。

| 总热量 ≈ **161**千卡 | 蛋白质 ≈ **13.5**克 |
|---|---|
| 脂 肪 ≈ **9.2**克 | 糖 类 ≈ **11.7**克 |

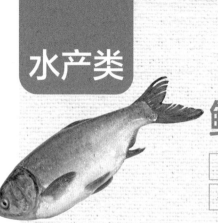

# 鲢鱼 对糖尿病合并肝脏疾病患者有益

| 降糖关键词 | 钙 镁 |
|---|---|
| 每 100 克食物热量 | 100 千卡 |

鲢鱼富含蛋白质、钙、磷、铁、钾、镁、硒等营养成分，常食可促进胰岛素的形成和分泌，维持血糖平衡。有养肝、益气、温中、利水的功效，尤其适合糖尿病合并肝脏疾病的患者食用。

## 烹调宜忌

给鲢鱼去内脏的时候，要将鱼肝清除掉，因为其中含有毒素。

## 食用宜忌

1. 脾胃蕴热者不宜食用鲢鱼。

2. 荨麻疹、癣病等瘙痒性皮肤病内热者应忌食鲢鱼。

### 营养档案

**性味归经** ————
性温，味甘，归脾、肺经。

**营养功效** ————
鲢鱼含有蛋白质、钙、磷、铁、钾、镁、硒等营养成分，有健脾补气、温中暖胃、泽肤、乌发、养颜的功效。还可用于脾胃虚弱、食欲减退、瘦弱乏力、腹泻等病症的调养。

### 推荐降糖食谱

## 鲢鱼冬瓜汤

**材料**　鲢鱼 500 克，冬瓜 100 克。

**调料**　香菜末、葱段、姜片、盐、味精各适量，植物油 4 克。

**做法**

❶ 将鲢鱼收拾干净，切段；冬瓜洗净，去皮和瓤，切小片。

❷ 在砂锅中倒入适量水，放入鲢鱼段，大火烧开，加葱段、姜片，改小火慢炖。

❸ 待鱼肉将熟时下入冬瓜片，加盐、味精、香菜末和香油调味即可。

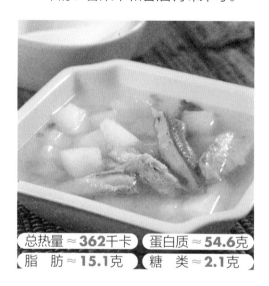

| 总热量 ≈ 362 千卡 | 蛋白质 ≈ 54.6 克 |
|---|---|
| 脂 肪 ≈ 15.1 克 | 糖 类 ≈ 2.1 克 |

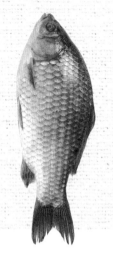

# 鲫鱼 糖尿病患者良好的蛋白质来源

| 降糖关键词 | 优质蛋白质 |
|---|---|
| 每 100 克食物热量 | 103 千卡 |

鲫鱼所含的蛋白质质优齐全，且容易消化吸收，是糖尿病患者良好的蛋白质来源。此外，鲫鱼有健脾利湿、和中开胃、活血通络的功效，对糖尿病患者有很好的滋补食疗作用。

## 烹调宜忌

1. 在熬鲫鱼汤时，可以先用油煎一下，再用凉水小火慢熬，鱼肉中的嘌呤就会逐渐溶解到汤里，整个汤呈现出乳白色，味道更鲜美。

2. 煎鲫鱼时，宜先在鱼身上抹一些干淀粉，这样既可以使鲫鱼保持完整，又可以防止鲫鱼被煎煳。

### 营养档案

**性味归经**
性平偏温，味甘，归脾、胃经。

**营养功效**
鲫鱼肉质细嫩，含丰富的蛋白质、脂肪、糖类、钙、磷等。有利尿消肿、益气健脾、开胃调气、清热解毒、通乳的功效。可用于食欲不振、消化不良、乳少、脾虚水肿、糖尿病、子宫脱垂等病症的调养。

## 食用宜忌

1. 肝炎、肾炎、高血压、心脏病、慢性支气管炎等疾病的患者也可以经常食用，以补营养，增强抗病能力。

2. 鲫鱼子含胆固醇较高，中老年高脂血症患者不宜多吃。

### 推荐降糖食谱

## 鲫鱼炖豆腐

**材料** 鲫鱼 500 克，北豆腐 100 克。
**调料** 葱花、蒜片、姜片、花椒粉、酱油、醋、盐各适量，植物油 4 克。

**做法**

❶ 将鲫鱼去鳃及内脏，洗净；北豆腐洗净，切块。

❷ 炒锅放植物油，待油温烧至四成热，放入鲫鱼两面煎熟，下葱花、蒜片、姜片、花椒粉炒出香味。

❸ 淋入酱油和醋，放入豆腐和适量水与鲫鱼一同炖 15 分钟，用盐调味即可。

| 总热量 ≈ **426千卡** | 蛋白质 ≈ **58.4克** |
|---|---|
| 脂 肪 ≈ **16.1克** | 糖 类 ≈ **12.3克** |

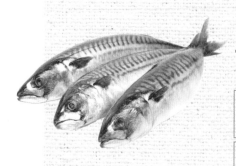

# 青鱼 有效预防糖尿病性高脂血症

| 降糖关键词 | 磷脂　ω-3 脂肪酸　钾　硒　钙 |
|---|---|
| 每 100 克食物热量 | 118 千卡 |

青鱼富含磷脂和 ω-3 脂肪酸，能有效预防糖尿病性高脂血症。青鱼含有丰富的钾、硒等元素，这些元素可促进胰岛素分泌，调节血糖水平。青鱼还含有大量的钙，可以补充糖尿病患者流失的钙质。

## 烹调宜忌

1. 青鱼宜红烧、干烧、清炖或糖醋。

2. 烹调青鱼之前一定要将鱼腹中的黑膜清除干净，因为这层黑膜是青鱼腹中各种有害物质的汇集处，吃青鱼时如果不去除其腹内壁上的黑膜，很容易引发呕吐、腹泻等症状。

### 营养档案

**性味归经**
性平，味甘，归肝经。

**营养功效**
青鱼中除含有丰富的蛋白质、脂肪、核酸外，还含丰富的钾、钙、硒、碘等元素，具有益气、补虚、健脾、养胃、化湿、祛风、利水的功效，还能调理妊娠水肿。

## 食用宜忌

1. 脾胃蕴热者不宜食用青鱼；瘙痒性皮肤病、内热、癣病者应忌食青鱼。

2. 适宜营养不良、脾胃虚弱、气血不足、肝炎、肾炎、水肿、高脂血症、高胆固醇血症、动脉硬化者食用。

### 推荐降糖食谱

## 茄汁青鱼

**材料**　番茄 100 克，青鱼 300 克。

**调料**　葱花、蒜片、姜片、酱油、盐各适量，植物油 4 克。

**做法**

❶ 将番茄洗净，去皮，切小块；青鱼去鳞、去鳃、去内脏，洗净，切段。

❷ 炒锅放油，待油温烧至四成热，放入青鱼两面煎熟，下葱花、蒜片、姜片炒出香味，淋入酱油，加入番茄块和适量水炖熟，用盐调味即可。

| 总热量 ≈ **296** 千卡 | 蛋白质 ≈ **38.9** 克 |
|---|---|
| 脂　肪 ≈ **12.1** 克 | 糖　类 ≈ **4** 克 |

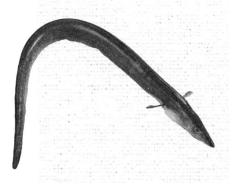

# 鳗鱼 可降低糖尿病性心脑血管疾病的发病率

| 降糖关键词 | 不饱和脂肪酸 DHA　铬 |
|---|---|
| **每100克食物热量** | 180 千卡 |

鳗鱼含有丰富的不饱和脂肪酸DHA（二十二碳六烯酸），DHA能降低糖尿病患者血液中总胆固醇、低密度脂蛋白和三酰甘油（旧称"甘油三酯"）的含量，从而大大降低糖尿病性心脑血管疾病的发病率。另外，鳗鱼肉中还含有丰富的铬，是人体制造胰岛素的原料。

## 烹调宜忌

鳗鱼不含维生素C，因此鳗鱼应与富含维生素C的食物搭配烹调，来弥补营养素不均衡的缺点。

### 营养档案

**性味归经**
性平，味甘，归肺、肾、脾经。

**营养功效**
鳗鱼肉含有丰富的磷脂、优质蛋白、多种人体必需的氨基酸、维生素A、维生素B$_1$、维生素B$_2$、维生素E、钙、铬等营养成分，可健脑、保护肝脏、养血生血、恢复精力、养颜美容、延缓衰老，还可预防视力退化、心血管疾病、骨质疏松症。

## 食用宜忌

不宜过量食用鳗鱼，否则不仅不易消化，而且可能引发旧症。

### 推荐降糖食谱

## 椒盐鳗鱼

**材料**　鳗鱼 250 克。
**调料**　葱花、姜片、蒜片、花椒盐各适量，植物油 10 克。

**做法**

❶ 将鳗鱼去除内脏，洗净，切段；用葱花、姜片、蒜片腌制20分钟，拣去葱花、姜片、蒜片备用。

❷ 煎锅放火上倒入植物油，待油温四成热时，放入鳗鱼段，小火煎至两面金黄，装盘撒上花椒盐即可。

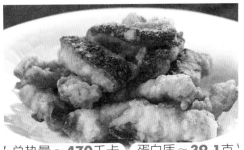

| 总热量 ≈ **470千卡** | 蛋白质 ≈ **39.1克** |
|---|---|
| 脂　肪 ≈ **32.7克** | 糖　类 ≈ **4.8克** |

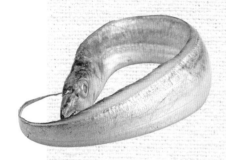

# 带鱼 可预防多种糖尿病并发症

| 降糖关键词 | 镁 |
|---|---|
| **每100克食物热量** | 128千卡 |

带鱼含有丰富的镁元素,不但利于降糖,而且对心血管系统有很好的保护作用,糖尿病患者食用带鱼可有效预防糖尿病性脑血管病、高脂血症、心血管疾病的发生。

## 烹调宜忌

带鱼腥气较重,不适合清蒸,宜红烧或糖醋。

## 食用宜忌

1. 带鱼营养丰富,适宜身体虚弱、头晕、腰酸者食用。

2. 不要贪食带鱼,否则易伤脾肾而诱发旧病,尤其是患有脾肾疾病的患者应忌食。

### 推荐降糖食谱

## 带鱼扒白菜

**材料** 带鱼段100克,大白菜100克。

**调料** 葱花、姜片、蒜片、醋、酱油、料酒、盐各适量,植物油4克。

**做法**

1 • 将带鱼段洗净;白菜洗净,切段。

2 • 炒锅放植物油,待油烧至四成热,放入带鱼煎至两面金黄,取出。

3 • 炒锅内留底油,下葱花、姜片、蒜片爆锅,倒入白菜,带鱼放在白菜上,烹入醋、酱油、料酒,加水烧开,炖15分钟,放入盐调味即可。

### 营 养 档 案

**性味归经**
性温,味甘,归肝、脾经。

**营养功效**
带鱼富含不饱和脂肪酸、维生素A、维生素$B_1$、维生素$B_2$,以及镁、钙、磷、铁等营养成分,能保护心血管、降低胆固醇、补益五脏、养肝补血、泽肤养发、防癌抗癌。

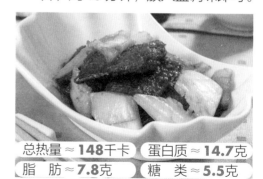

| 总热量 ≈ **148千卡** | 蛋白质 ≈ **14.7克** |
|---|---|
| 脂 肪 ≈ **7.8克** | 糖 类 ≈ **5.5克** |

# 红烧带鱼

**材料**　带鱼段 300 克。

**调料**　葱段、蒜片、姜片、酱油、盐各适量，植物油 6 克。

**做法**

❶ 将带鱼段清洗干净。

❷ 在炒锅内放植物油，待油温烧至四成热，放入带鱼段两面煎熟，下葱段、蒜片、姜片炒出香味，淋入酱油，加适量水炖熟，留少量汤汁，用盐和香菜末调味即可。

| | |
|---|---|
| 总热量 ≈ **344千卡** | |
| 蛋白质 ≈ **40.4克** | |
| 脂　肪 ≈ **17.2克** | |
| 糖　类 ≈ **7.1克** | |

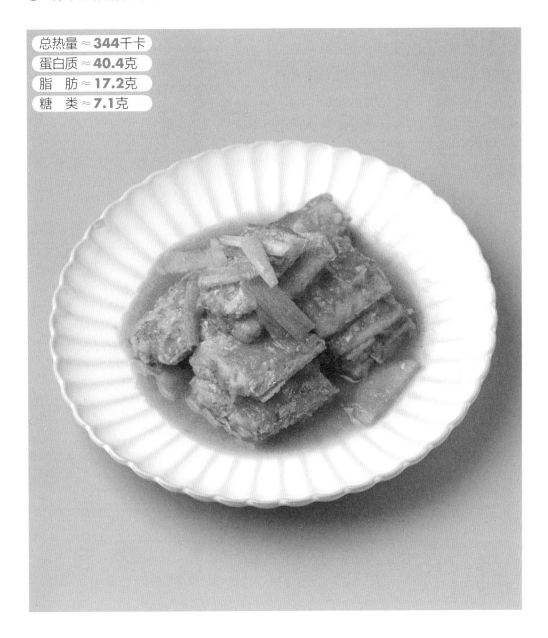

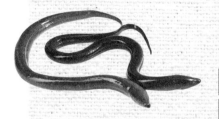

# 鳝鱼 可保护胰腺 β 细胞

| 降糖关键词 | 不饱和脂肪酸　蛋白质 |
|---|---|
| 每100克食物热量 | 90 千卡 |

鳝鱼是一种低脂肪的食物，其不饱和脂肪酸的含量非常丰富，有保护胰腺 β 细胞的作用。从黄鳝中提取的一种天然蛋白质具有改善糖代谢的作用，对因过量应用胰岛素引起的低血糖也有拮抗作用。

## 烹调宜忌

1. 鳝鱼可炒、爆、炸、烧、清炖，其味鲜美，还可作为火锅原料之一。

2. 买鳝鱼最好要活的，现宰杀。死鳝鱼不宜烹调食用，因为鳝鱼含有组织胺，死后会产生有毒物质。

### 营养档案

**性味归经** ————
性温，味甘，归肝、脾、肾经。

**营养功效** ————
鳝鱼中含有丰富的蛋白质和卵磷脂，有补脑健身、补气养血、温阳健脾、滋补肝肾、祛风湿的功效。它所含的特种物质"鳝鱼素"，能降低血糖和调节血糖，对糖尿病有较好的辅助治疗作用。

## 食用宜忌

不宜生食或食用半生不熟的鳝鱼，因鳝鱼体内有寄生虫。

### 推荐降糖食谱

### 七彩鳝鱼丝

**材料** 鳝鱼肉100克，绿豆芽、红柿子椒丝、黄柿子椒丝、青柿子椒丝、胡萝卜丝、洋葱丝各20克。

**调料** 姜片、酱油、盐、淀粉、植物油各适量。

**做法**

❶ 将鳝鱼肉洗净，切丝，用酱油、淀粉和水搅拌均匀，腌渍10分钟；绿豆芽择洗干净。

❷ 锅置火上，加入适量清水，放入鳝鱼丝煮熟。

❸ 锅内倒入植物油，放入洋葱丝和姜片炒香，倒入红柿子椒丝、黄柿子椒丝、青柿子椒丝、胡萝卜丝、绿豆芽翻炒3分钟，加入鳝鱼丝翻炒均匀，用盐调味即可。

| 总热量 ≈ **164千卡** | 蛋白质 ≈ **19.7克** |
|---|---|
| 脂　肪 ≈ **6.7克** | 糖　类 ≈ **8.7克** |

## 椒香鳝鱼

**材料**　青柿子椒、红柿子椒各50克，
　　　　鳝鱼200克。

**调料**　葱花、蒜片、姜片、花椒粉、
　　　　酱油、盐各适量，植物油5克。

**做法**

❶•将鳝鱼去除内脏，冲洗干净，切
　丝；青柿子椒、红柿子椒分别洗
　净，切丝。

❷•炒锅放植物油，待油温烧至四成
　热，放入鳝鱼丝爆炒，下葱花、
　蒜片、姜片、花椒粉炒出香味，
　淋入酱油，加适量水炖熟，放青
　柿子椒丝、红柿子椒丝炒熟，用
　盐调味即可。

总热量 ≈ **182**千卡
蛋白质 ≈ **24.9**克
脂　肪 ≈ **7**克
糖　类 ≈ **6**克

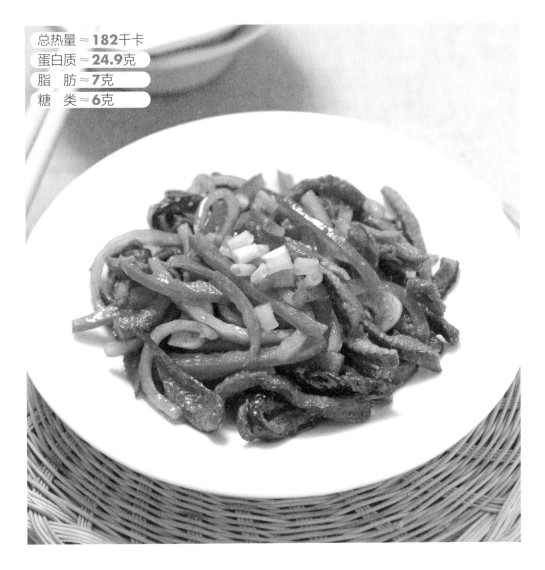

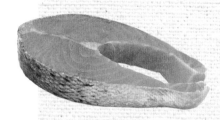

# 三文鱼
## 对心血管并发症患者有益

| 降糖关键词 | 维生素和矿物质 |
| --- | --- |

| 每100克食物热量 | 135千卡 |
| --- | --- |

三文鱼含有丰富的维生素和矿物质，是钙、铁、镁、锌、磷等矿物质的良好来源，经常吃三文鱼能有效降低血糖、血脂和胆固醇，对糖尿病并发的心血管疾病有很好的食疗功效。

## 烹调宜忌

1. 三文鱼适宜烧、炖、蒸、酱、熏或腌。

2. 三文鱼烹调时不宜烧得肉质过烂，八成熟即可，这样既可保持鱼肉的鲜嫩，还可祛除鱼腥味。

### 营养档案

**性味归经**
性平，味甘，归肝、肾经。

**营养功效**
三文鱼含有丰富的不饱和脂肪酸，能有效降低血脂和胆固醇，调理心血管疾病。所含的 ω-3 脂肪酸更是脑部、视网膜及神经系统必不可少的物质，有增强脑功能、调理脑功能减退和预防视力减退的功效。三文鱼鱼肝油中还富含维生素 D，能促进机体对钙的吸收利用，有助于生长发育。

## 食用宜忌

三文鱼适合心血管疾病患者和脑力劳动者食用，还适合消瘦、水肿、消化不良的人群食用。

### 推荐降糖食谱

## 三文鱼蒸蛋羹

**材料** 三文鱼鱼肉50克，鸡蛋2个。
**调料** 葱末、香菜末、鲜酱油各适量，香油3克。

**做法**

❶ 将鸡蛋磕入碗中，加入少许水打散；三文鱼鱼肉洗净，切粒，倒入蛋液中，搅匀。

❷ 将蛋液放入蒸锅隔水蒸至定形，取出，撒上葱末、香菜末，淋入鲜酱油即可。

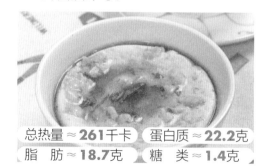

| 总热量 ≈ **261千卡** | 蛋白质 ≈ **22.2克** |
| --- | --- |
| 脂 肪 ≈ **18.7克** | 糖 类 ≈ **1.4克** |

142

# 清蒸三文鱼

**材料** 三文鱼肉 200 克。

**调料** 葱丝、姜丝、盐各适量，香油 3 克。

**做法**

❶ 在三文鱼肉上撒少许盐，腌制 30 分钟。

❷ 取盘，放入三文鱼，放上葱丝、姜丝、香油，上蒸锅大火蒸 10 分钟，取出即可。

总热量 ≈ **297千卡**
蛋白质 ≈ **34.2克**
脂　肪 ≈ **16.8克**
糖　类 ≈ **0.1克**

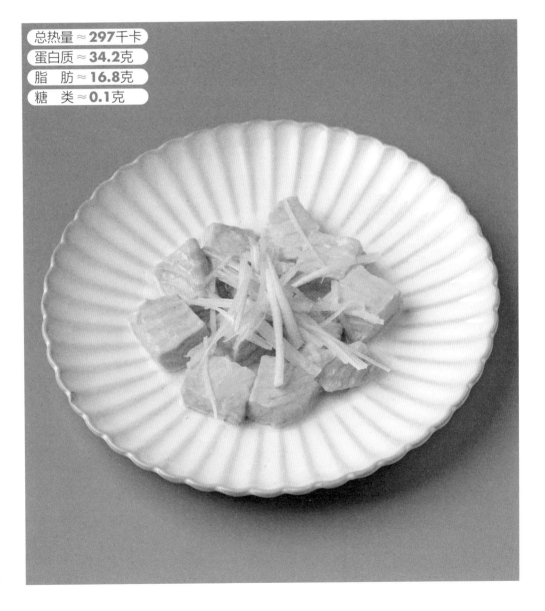

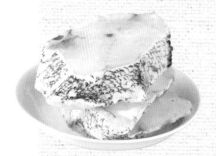

# 鳕鱼 降低糖尿病性脑血管疾病的发病率

| 降糖关键词 | EPA DHA |
|---|---|
| 每 100 克食物热量 | 90 千卡 |

鳕鱼富含 EPA（二十碳五烯酸）和 DHA（二十二碳六烯酸），能够降低糖尿病患者血液中总胆固醇、三酰甘油（旧称"甘油三酯"）和低密度脂蛋白的含量，从而大大降低糖尿病性脑血管疾病的发病率。

## 烹调宜忌

鳕鱼常用烧、蒸、油炸等方法做成菜。

### 营 养 档 案

**性味归经** ———————
性温，味甘、酸，归肝、大肠经。

**营养功效** ———————
鳕鱼富含多烯脂肪酸，有调理心血管病的功效，还有抗炎、抗癌、增强免疫功能以及促进生长的功效。鳕鱼鱼脂中含有球蛋白、白蛋白及含磷脂的核蛋白，还含有儿童发育所必需的各种氨基酸，易被消化吸收，能促进智力和记忆力的增长。

## 食用宜忌

鳕鱼为高营养、低胆固醇的食物，易吸收，并含儿童发育所必需的各种氨基酸，是老少皆宜的食品。

### 推荐降糖食谱

## 清蒸鳕鱼

**材料** 鳕鱼 500 克。

**调料** 香菜末、葱丝、红椒丝、姜丝、盐、料酒、酱油各适量，植物油 5 克。

**做法**

❶ 将鳕鱼收拾干净，切段，加盐、料酒、酱油腌 40 分钟。

❷ 取盘，放入鳕鱼段，上蒸锅蒸 15 分钟，取出。

❸ 炒锅倒入植物油烧至七成热，下葱丝、红椒丝、姜丝炒出香味，淋入蒸鱼盘内的汤汁，用水淀粉勾芡浇在鳕鱼块上，撒上香菜末即可。

| 总热量 ≈ **243千卡** | 蛋白质 ≈ **45.9克** |
|---|---|
| 脂 肪 ≈ **6.1克** | 糖 类 ≈ **1.1克** |

# 西芹鳕鱼

**材料** 西芹250克，鳕鱼鱼肉100克。

**调料** 葱花、花椒粉、干淀粉、盐、味精各适量，植物油5克。

**做法**

❶ 将西芹择洗干净，切段；鳕鱼鱼肉洗净，加盐、干淀粉拌匀，腌渍10分钟。

❷ 炒锅倒入植物油烧至七成热，下葱花、花椒粉炒出香味，放入鳕鱼肉和西芹段翻炒至熟，用盐和味精调味。

总热量 ≈ **166千卡**

蛋白质 ≈ **21.7克**

脂　肪 ≈ **5.7克**

糖　类 ≈ **6.9克**

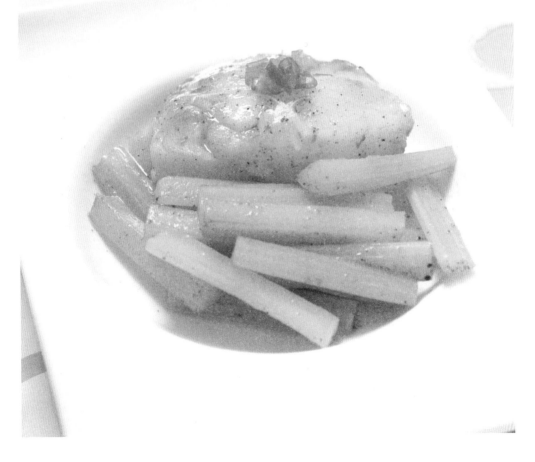

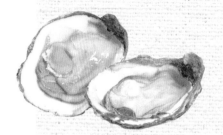

# 牡蛎 促进胰岛素分泌，调节血糖水平

| 降糖关键词 | 矿物质 |
| --- | --- |

| 每100克食物热量 | 72千卡 |
| --- | --- |

牡蛎含有丰富的矿物质，如锌、铬、镁、铁、钾等，是糖尿病患者补充矿物质的理想食物。同时，牡蛎中所含有的这些矿物质还能促进胰岛素分泌，调节血糖水平。

## 烹调宜忌

牡蛎肉中的泥沙较多，烹调前宜逐个放在水龙头下直接冲洗。

### 营养档案

**性味归经**
性微寒，味咸、涩，归肝、心、肾经。

**营养功效**
牡蛎的营养丰富，所含的营养成分有蛋白质、脂肪、多种维生素及矿物质，具有镇惊安神、健脑益智、益胃生津、缓解疲劳、软坚散结、收敛固涩、生血养血、补钙的功效。可用于眩晕耳鸣、手足震颤、心悸失眠、烦躁不安、乳房结块、自汗盗汗、遗精尿频、崩漏带下等病症的调养。

## 食用宜忌

1. 体虚而多热者宜食用牡蛎。
2. 体虚而有寒者忌食牡蛎。

### 推荐降糖食谱

## 牡蛎萝卜丝汤

**材料** 白萝卜200克，牡蛎肉50克。
**调料** 葱花、姜丝各5克，盐、香油各3克。

**做法**

❶ 将白萝卜去根须，洗净，切丝；牡蛎肉洗净泥沙。

❷ 锅置火上，加适量清水烧沸，倒入白萝卜丝煮至九成熟，放入牡蛎肉、葱花、姜丝煮至白萝卜丝熟透，用盐调味，淋上香油即可。

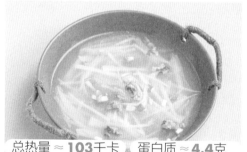

| 总热量 ≈ **103千卡** | 蛋白质 ≈ **4.4克** |
| --- | --- |
| 脂　肪 ≈ **4.2克** | 糖　类 ≈ **13.6克** |

# 牡蛎煎蛋

**材料** 去壳牡蛎 50 克，鸡蛋 1 个（约 60 克）。

**调料** 葱花、花椒粉、盐各适量，植物油 5 克。

**做法**

❶ • 将牡蛎洗净；鸡蛋磕入碗内打散。

❷ • 将牡蛎、葱花、花椒粉、盐放入蛋液中搅匀。

❸ • 锅中倒油烧至六成热，淋入蛋液，煎至两面呈金黄色即可。

总热量 ≈ **164千卡**
蛋白质 ≈ **9.5克**
脂　肪 ≈ **12克**
糖　类 ≈ **4.8克**

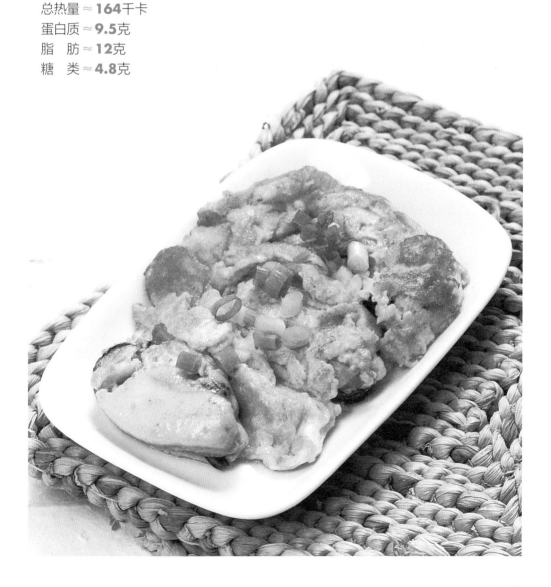

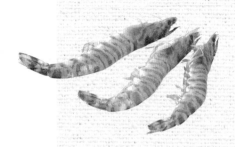

# 虾
## 预防糖尿病引起的血管病变

| 降糖关键词 | 镁 |
|---|---|
| 每100克食物热量 | 102千卡 |

虾肉中含有丰富的矿物质镁，镁对心脏活动有重要的调节作用，能很好地保护心血管系统，它可以减少血液中胆固醇的含量，防止动脉硬化，预防糖尿病引起的血管病变。

## 烹调宜忌

1. 虾宜与姜、醋等佐料搭配烹调，既能杀菌，又可减淡腥味。

2. 虾背上的虾线应挑去。

3. 尽量不要吃虾头，因为重金属类物质易蓄积在虾的头部。

## 食用宜忌

1. 虾肉中含有丰富的钙质和维生素，是准妈妈不可多得的营养食品。

2. 有过敏性疾病者不宜食虾。患有皮肤湿疹、癣病、皮炎、疮毒等皮肤瘙痒症者，以及阴虚火旺者，最好不要食用。

3. 虾黄的味道虽然鲜美，但是胆固醇含量相对较高，患有心血管病的人和老年人不宜多吃。

### 推荐降糖食谱

## 鲜虾豆腐

**材料** 鲜海虾100克，北豆腐200克。

**调料** 葱花、姜丝、盐各适量，植物油4克。

**做法**

❶ 将海虾洗净；北豆腐切块。

❷ 炒锅内放植物油，下葱花、姜丝炝锅，放入豆腐和海虾翻炒数下后，放适量水炖10分钟，用盐调味即可。

| 总热量≈**272**千卡 | 蛋白质≈**33**克 |
|---|---|
| 脂 肪≈**13.9**克 | 糖 类≈**4.8**克 |

### 营养档案

**性味归经**
性温，味甘，归肝、肾经。

**营养功效**
虾含有蛋白质、脂肪、维生素A、维生素B₂、烟酸、维生素B₁、矿物质等营养素。具有镇静、保护心血管系统、降低胆固醇、补肾壮阳、通乳的功效。

# 青豆虾仁

**材料** 干青豆 50 克，干虾仁 10 克。

**调料** 葱花、花椒粉、盐各适量，淀粉 10 克，植物油 4 克。

## 做法

❶ 将干青豆提前用冷水泡 8~12 小时；干虾仁泡发后洗净。

❷ 炒锅内加油，待烧至七成热，加葱花、花椒粉炒出香味，倒入青豆，加适量水炖熟。

❸ 加入虾仁炒熟，用盐调味，水淀粉勾芡即可。

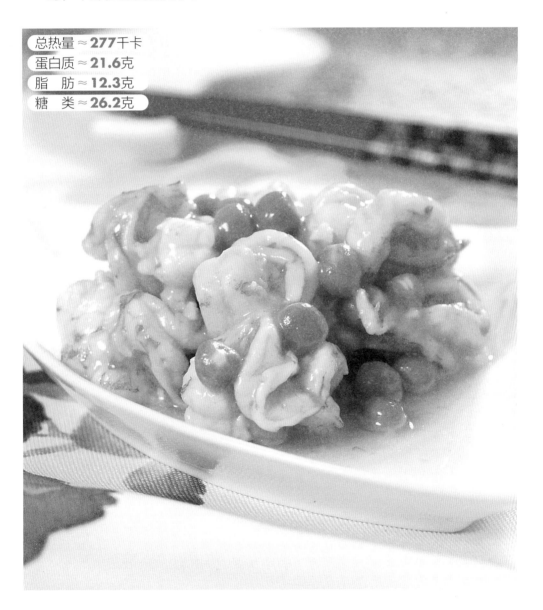

总热量 ≈ **277千卡**
蛋白质 ≈ **21.6克**
脂　肪 ≈ **12.3克**
糖　类 ≈ **26.2克**

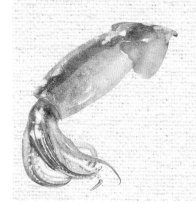

# 鱿鱼 既美味又可降血糖的保健食物

| 降糖关键词 | 锌 牛磺酸 |
|---|---|
| **每100克食物热量** | 76千卡（水发鱿鱼）<br>316千卡（干鱿鱼） |

鱿鱼是既美味又可以降低血糖的保健食物。鱿鱼富含矿物质锌，锌是胰岛素合成不可缺少的重要物质。此外，鱿鱼还含有牛磺酸，牛磺酸能够刺激胰岛素的分泌。

## 烹调宜忌

1. 鱿鱼干烹调前要先在清水中浸泡几个小时，然后刮去体表的黏液，而后用热碱水泡发。

2. 鱿鱼必须煮熟后再食用，因为鱿鱼中有一种多肽成分，若未煮熟就食用，会导致肠运动失调。

### 营养档案

**性味归经**
性凉，味甘、咸，归胃、肾经。

**营养功效**
鱿鱼富含钙、磷、铁、锌等元素，利于骨骼的发育，可以有效治疗贫血。鱿鱼富含人体所需的氨基酸和牛磺酸，可抑制血液中的胆固醇含量，缓解疲劳，恢复视力，改善肝脏功能。它所含的多肽和硒等矿物质有抗病毒、抗射线的作用，有滋阴养胃、补虚润肤的功效。

## 食用宜忌

1. 鱿鱼脂肪含量少，属高蛋白、低脂肪、低热量食物，非常适合减肥的人吃。

2. 鱿鱼性凉，脾胃虚寒者不宜多吃。

3. 鱿鱼是发物，皮肤病患者慎食。

### 推荐降糖食谱

## 尖椒炒鱿鱼

**材料** 尖椒250克，水发鱿鱼50克。
**调料** 葱花、姜丝、盐各适量，植物油4克。

**做法**

❶ 将尖椒洗净，去籽，切小块；鱿鱼洗净，切成长条。

❷ 炒锅内放植物油，烧至八成热时，下葱花、姜丝炒出香味，放入鱿鱼条翻炒至微红。

❸ 加入尖椒块，待尖椒被炒熟后，用盐调味即可。

总热量 ≈ **121**千卡　蛋白质 ≈ **11.3**克
脂　肪 ≈ **5**克　糖　类 ≈ **12.2**克

# 韭菜炒鱿鱼

**材料** 韭菜 250 克，水发鱿鱼 50 克。

**调料** 姜末、花椒粉、盐各适量，植物油 4 克。

**做法**

❶• 将鱿鱼洗净，切丝；韭菜择洗干净，切段。

❷• 炒锅内放油，烧至七成热，下姜末、花椒粉炒出香味，倒入鱿鱼丝翻炒至微红。

❸• 放入韭菜段，待韭菜被炒至开始出汤时，加盐调味即可。

总热量 ≈ **131千卡**
蛋白质 ≈ **13.7克**
脂　肪 ≈ **5.3克**
糖　类 ≈ **10.4克**

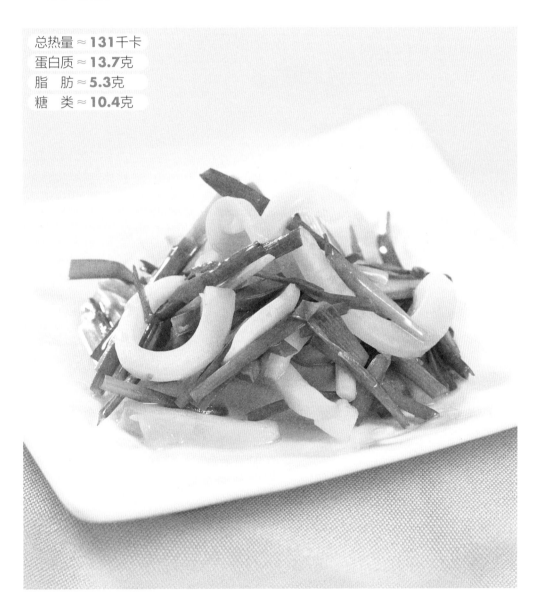

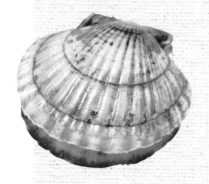

# 扇贝 可调理糖尿病病足

| 降糖关键词 | 维生素 $B_{12}$ 硒 |
|---|---|
| 每 100 克食物热量 | 60 千卡（鲜扇贝肉）<br>268 千卡（干扇贝肉） |

扇贝富含维生素 $B_{12}$，维生素 $B_{12}$ 可维持神经系统的正常功能，具有良好的调理糖尿病病足的功效；扇贝中硒的含量也相当丰富，硒能明显促进人体细胞对糖的摄取，具有与胰岛素相类似的调节糖代谢的功能。

## 烹调宜忌

扇贝不宜与田螺、橙子、芹菜搭配烹调。

## 食用宜忌

1. 脾胃虚寒者不宜多吃扇贝。

2. 扇贝较适宜高胆固醇、高血脂、甲状腺肿大、支气管炎、胃病患者食用。

### 推荐降糖食谱

## 蒜蓉蒸扇贝

**材料** 带壳扇贝 250 克。
**调料** 酱油、盐、蒜蓉、葱花各适量，植物油、香油各 3 克。

**做法**

❶ 将扇贝中没有扇贝肉的一面去除，将带肉的一面清理净泥沙，摆放于盘内。

❷ 油锅烧热倒入植物油，放入蒜蓉，炒至金黄色时倒入碗里，加酱油、盐拌匀成调味汁，浇在扇贝上，再撒上葱花。

❸ 将扇贝放到蒸锅里蒸 5 分钟，淋上香油即可。

| 总热量 ≈ **106**千卡 | 蛋白质 ≈ **9.7**克 |
|---|---|
| 脂 肪 ≈ **6.4**克 | 糖 类 ≈ **2.3**克 |

### 营 养 档 案

**性味归经**
性寒，味咸，归肺、肾经。

**营养功效**
扇贝的营养价值在贝类中是较突出的，含有丰富的蛋白质及少量的脂肪和糖类；鲜扇贝富含锌、铁、钙、维生素 $B_{12}$、维生素 E，干贝则富含钠、钾、硒、磷等矿物质，具有明目、化痰、滋阴、利水、软坚的功效。

第

# 4

章

# 水
# 果

## 能不能吃水果

糖尿病患者可以吃水果。因为水果含有大量的维生素、膳食纤维、矿物质和植物化学物质，这些对糖尿病患者是有益的。此外，水果中含的糖分有葡萄糖、果糖和蔗糖，其中果糖在代谢时不需要胰岛素参加，所以糖尿病患者在血糖已获控制后不要一概排斥水果。

## 哪些情况下可以吃

不是所有的糖尿病患者都能吃甜的水果，只有血糖基本控制、病情稳定的患者才可以吃。空腹血糖 7 毫摩尔 / 升（126 毫克 / 分升）以下、餐后 2 小时血糖在 10 毫摩尔 / 升（180 毫克 / 分升）以下、糖化血红蛋白 7.0% 以下且不常出现低血糖或高血糖的患者，可以在营养师的指导下选用含糖量相对较低、味道酸甜的水果。而血糖高、病情不稳定的患者只能选用含糖量在 5% 以下的水果，比如西红柿等。

## 每天吃多少

水果是糖尿病食谱的一部分。每 100 克新鲜水果一般产生的能量为 20～100 千卡。严格地讲，每个患者每天适宜吃多少水果都应该由营养师进行计算。但是一般情况下，血糖控制稳定的患者，每天可以吃 150 克左右含糖量低的新鲜水果。如果每天吃新鲜水果的量达到 200～250 克，就要从全天的主食中减掉 25 克（半两），以免全天总能量超标。

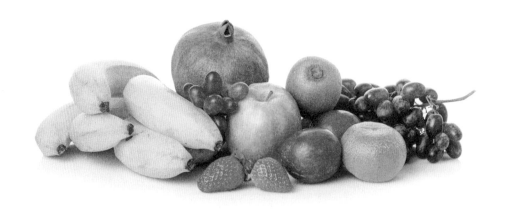

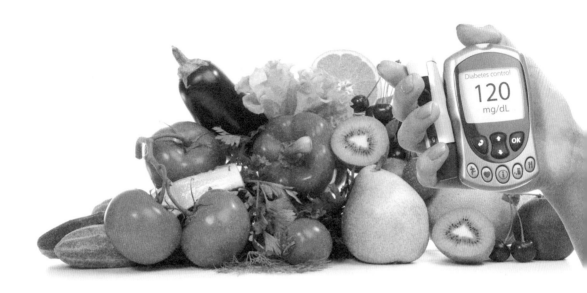

## 什么时间吃

糖尿病患者吃水果的时间最好选在两餐之间，或饥饿时，或体力活动之后，作为能量和营养素来补充。用餐时一同食用水果，在替代少量主食的情况下，也不会额外升高血糖。

## 怎么吃

新鲜水果宜直接食用。打成浆之后的水果，抗氧化物质和维生素C损失严重；鲜榨果汁的膳食纤维损失严重，且升高餐后血糖的速度大大加快。

## 哪些水果尽量不吃

香蕉，榴莲，大枣，金丝小枣，黑枣，水果罐头，果脯蜜饯，山楂片，柿饼等。

## 哪些水果尽量少吃

桂圆，荔枝，石榴，菠萝等。

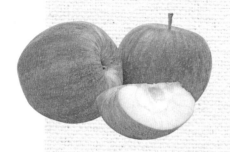

# 苹果 稳定血糖，减少并发症

| 降糖关键词 | 铬 苹果酸 钾 | | | |
| --- | --- | --- | --- | --- |
| GI 与 GL | GI | 36 | GL | 4.3 |

苹果含有的铬能提高糖尿病患者对胰岛素的敏感性，苹果酸可以稳定血糖，预防老年糖尿病，因此糖尿病患者宜吃苹果。同时，苹果富含钾，有降低血压和保护心血管的作用，可预防糖尿病心脑血管并发症的发生。

## 烹调宜忌

1. 苹果与洋葱和茶叶同食可保护心脏，降低心脏病的发病率。

2. 苹果宜现吃现切，若切开后放置时间长不仅会氧化变黑，而且会损失营养素。

### 营养档案

**性味归经**
性凉，味甘、酸，归脾、肺经。

**营养功效**
苹果富含多种维生素和矿物质，还含有多酚及黄酮类天然抗氧化物质，可以减少患肺癌的危险，预防铅中毒；苹果特有的香味可缓解压力过大造成的不良情绪，还具有提神醒脑的功效；苹果富含膳食纤维，可促进肠胃蠕动，协助人体排出体内的废物。

## 食用宜忌

1. 苹果忌与水产品同食，会导致便秘。

2. 饭后不要马上吃苹果，因为这样不但不利于消化，还容易造成胀气。

### 推荐降糖食谱

## 萝卜果汁

**材料** 苹果1个（约100克），胡萝卜、芹菜梗各25克。

**做法**

❶ 将胡萝卜洗净，切小丁；苹果洗净，去蒂除核，切小丁；芹菜梗洗净，切小丁。

❷ 将胡萝卜丁、苹果丁和芹菜丁分别放入榨汁机中榨汁。

❸ 将三种食材所榨的汁混合后调匀即可。

**营养师建议** 糖尿病人不宜经常食用果汁，偶尔食用时注意控制摄入量。

| 总热量 ≈ **55千卡** | 蛋白质 ≈ **0.7克** |
| --- | --- |
| 脂 肪 ≈ **0.2克** | 糖 类 ≈ **13.7克** |

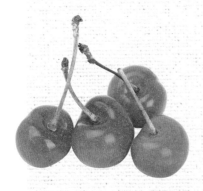

# 樱桃 促进胰岛素的生成

| 降糖关键词 | 花青素 | | | |
|---|---|---|---|---|
| **GI 与 GL** | GI | 22 | GL | 2.2 |

樱桃富含花青素，花青素能够促进胰岛素的生成，增加人体内部胰岛素的含量，从而有效地降低血糖。

## 烹调宜忌

樱桃食用前宜用淡盐水浸泡 10 分钟，这样可以帮助清除果皮表面残留的农药。

## 食用宜忌

1. 樱桃与动物肝脏同食会降低两者的营养价值。

### 营养档案

**性味归经**
性温，味甘、酸，归脾、肝经。

**营养功效**
樱桃含有蛋白质、碳水化合物、钙、磷、铁、维生素 A、B 族维生素、维生素 C 等营养成分，具有健脾和胃、调中益气、祛风湿的功效；可用于食欲不振、消化不良、风湿身痛的调养。樱桃含铁量较高，可促进血红蛋白生成，既可调理缺铁性贫血，还可使皮肤红润嫩白。

2. 樱桃性温，热性病及虚热咳嗽者忌食。患有便秘、痔疮、高血压、喉咙肿痛者不宜多吃，容易加重病情。

### 推荐降糖食谱

## 水果凉盘

**材料** 苹果、梨、菠萝肉、樱桃、西瓜瓤各 50 克。

**调料** 冰块适量。

**做法**

❶ 将苹果、梨洗净，去蒂和核，切成橘子瓣形；菠萝肉切块；樱桃洗净；西瓜瓤切块。

❷ 将冰块放入破壁机中，选择冰沙功能，按启动键。

❸ 将所有水果放入盘内，将打好的冰沙倒入盘中即可。

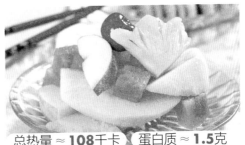

| 总热量 ≈ **108千卡** | 蛋白质 ≈ **1.5克** |
|---|---|
| 脂 肪 ≈ **0.5克** | 糖 类 ≈ **24.5克** |

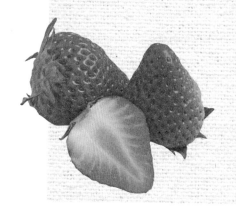

# 草莓 辅助降糖

| 降糖关键词 | 低热量 | 维生素 | 矿物质 |
|---|---|---|---|
| GI 与 GL | GI | 40 | GL | 2.4 |

草莓的热量较低，可防止餐后血糖值迅速上升，不会增加胰腺的负担。此外，草莓富含维生素和矿物质，具有辅助降血糖的功效。

## 烹调宜忌

草莓表面粗糙，不易洗净，宜用淡盐水浸泡 15 分钟，既较易清洗又可杀菌。

## 食用宜忌

痰湿内盛、肠滑便泻者及尿路结石病人不宜多食。

### 营养档案

**性味归经** ———
性凉，味甘、酸，归脾、胃、肺经。

**营养功效** ———
草莓含有胡萝卜素、鞣酸、天冬氨酸、多种维生素和矿物质等营养成分。具有养肝明目，清除体内重金属离子，预防癌症、坏血病、动脉硬化及冠心病的作用。对胃肠道疾病和贫血均有滋补调理作用。

### 推荐降糖食谱

## 草莓拌黄瓜

**材料** 草莓 150 克，黄瓜 100 克。
**调料** 盐、味精各适量，香油 3 克。
**做法**

❶ 将草莓洗净，去蒂，对半切开；黄瓜洗净，去蒂，切块。

❷ 取小碗，加盐、味精和香油拌匀，制成调味汁。

❸ 取盘，放入草莓和黄瓜块，淋入调味汁拌匀即可。

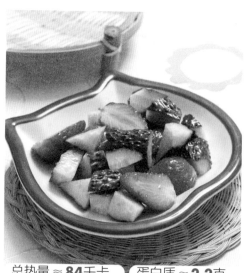

| 总热量 ≈ **84千卡** | 蛋白质 ≈ **2.2克** |
| 脂 肪 ≈ **3.5克** | 糖 类 ≈ **13克** |

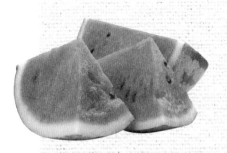

# 西瓜 对糖尿病合并肾病的患者有益

| 降糖关键词 | 酶类 | 有机酸 | 维生素 C | |
|---|---|---|---|---|
| GI 与 GL | GI | 72 | GL | 4.7 |

西瓜含酶类、有机酸及丰富的维生素 C 等营养成分，有降糖的作用，适合糖尿病患者适量食用。

## 烹调宜忌

西瓜忌与羊肉搭配烹调，两者同食易伤元气。

## 食用宜忌

1. 西瓜一次不宜吃过多，不然会冲淡胃液、降低胃酸，造成消化不良。西瓜是寒凉瓜果，冬季不宜多吃；脾胃虚寒、消化不良及有胃肠道疾病者应少食或不食。

2. 西瓜含有果糖和葡萄糖，糖尿病患者一次不要食用过多，每次宜吃100克左右，如果一天中多次吃西瓜，应减掉相应的主食量，以免使血糖升高。

### 推荐降糖食谱

## 西瓜柠檬汁

**材料** 西瓜瓤 250 克。
**调料** 柠檬汁适量。
**做法**

❶ 将西瓜瓤去籽，切小块，放入榨汁机中打成汁，倒入大杯中。

❷ 杯中加入柠檬汁调匀即可。

（烹饪一点通） 最好不要用超市中出售的柠檬汁，可以自己用榨汁机榨取，这样的柠檬汁没有添加剂，卫生又营养。

### 营养档案

**性味归经**
性寒，味甘，归心、胃、膀胱经。

**营养功效**
西瓜含有维生素 A、B 族维生素、维生素 C、膳食纤维及多种有机酸、氨基酸、钙、磷、铁、锌等营养成分，具有生津止渴、清热解暑、利尿除烦的功效。可用于口鼻生疮、胸闷腹胀、小便不利、暑热及中暑的调养。

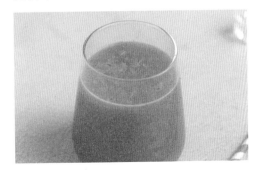

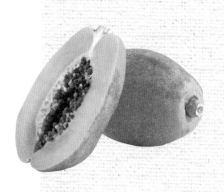

# 木瓜 可用于糖尿病并发症的调养

| 降糖关键词 | 齐墩果酸 | | | |
|---|---|---|---|---|
| GI 与 GL | GI | 59 | GL | 4 |

木瓜含有一种叫齐墩果酸的生物活性物质，齐墩果酸能降低血脂、软化血管，对于糖尿病合并高血压、动脉硬化及高血脂的患者大有裨益。

## 烹调宜忌

1. 木瓜宜现买现吃，不宜冷藏。

2. 忌用铁、铅器皿盛装切好的木瓜，不然木瓜的颜色会发黑。

## 食用宜忌

1. 过敏体质者应慎食木瓜。

2. 孕妇不能吃木瓜，会引起子宫收缩性腹痛。

### 营养档案

**性味归经**
性温，味酸，归心、肺、肝经。

**营养功效**
木瓜富含蛋白质、维生素、矿物质，还含有木瓜蛋白酶、番木瓜酶等各种酶，具有补气养血、生津止渴、润肠通便、降低血脂、增加免疫力、消食减肥、美容丰胸及防癌、抗肿瘤的功效。

### 推荐降糖食谱

## 酸辣木瓜

**材料** 青木瓜 100 克，胡萝卜、生菜叶各 25 克，柠檬汁 10 毫升。

**调料** 蒜蓉、盐、醋、鸡精各适量，辣椒油 4 克。

**做法**

❶ 将青木瓜去皮除籽，洗净，切丝；胡萝卜洗净，去皮，切丝；生菜择洗干净，切丝。

❷ 取小碗，加蒜蓉、盐、醋、柠檬汁、辣椒油和鸡精搅匀，制成调味汁。

❸ 取盘，放入青木瓜丝、胡萝卜丝和生菜丝，淋上调味汁即可。

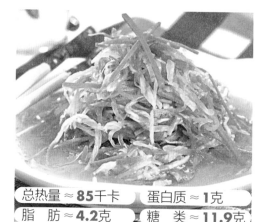

| 总热量 ≈ **85千卡** | 蛋白质 ≈ **1克** |
|---|---|
| 脂 肪 ≈ **4.2克** | 糖 类 ≈ **11.9克** |

# 鲫鱼木瓜汤

**材料** 鲫鱼1条（约250克），木瓜100克。

**调料** 香菜末、葱花、姜丝、盐、料酒各适量，植物油4克。

**做法**

❶ 将鲫鱼去鳞，除鳃和内脏，洗净，抹上料酒，腌渍10分钟；木瓜洗净，去皮除籽，切块。

❷ 锅置火上，倒入适量植物油，待油温烧至五成热，放入鲫鱼煎至两面的鱼肉变白。

❸ 加葱花、姜丝和适量清水大火烧沸，转小火煮20分钟，放入木瓜块煮熟，用盐调味，撒上香菜末即可。

总热量 ≈ **205千卡**
蛋白质 ≈ **23.4克**
脂　肪 ≈ **7.7克**
糖　类 ≈ **11.2克**

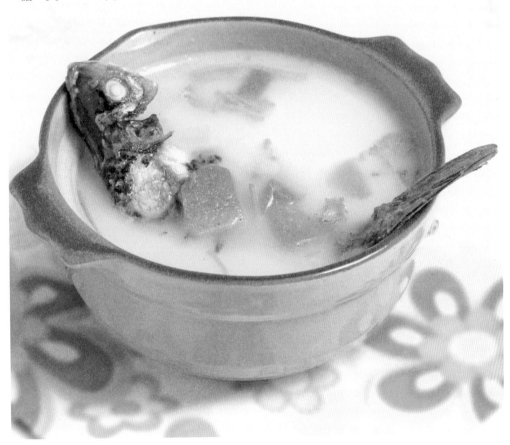

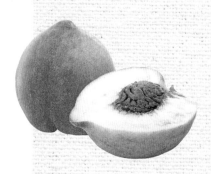

# 桃 延缓肠道对糖类的吸收

| 降糖关键词 | 果胶 膳食纤维 | | | |
|---|---|---|---|---|
| GI 与 GL | GI | 28 | GL | 1.5 |

桃含有的果胶可推迟食物排空、延缓肠道对糖类的吸收，从而控制血糖升高；桃还含有膳食纤维，膳食纤维能够占据胃肠的空间，增加饱腹感，是糖尿病合并肥胖症的患者适宜常吃的水果。

## 烹调宜忌

在食用前宜将桃毛洗净，以免附着皮肤，引起皮疹；也避免将其吸入呼吸道内而引起咽喉刺痒及咳嗽等症。

## 食用宜忌

1. 内热偏盛、易生疮疖的热性体质者不宜常吃桃。

2. 婴儿、孕妇及月经过多者应忌食桃。

### 推荐降糖食谱

## 水果酸奶

**材料** 桃 100 克，小番茄、草莓各 25 克。

**调料** 无糖酸奶 50 克。

**做法**

❶ 将桃洗净，去核，切块；小番茄洗净，去蒂，一切两半；草莓洗净，切块。

❷ 取盘，放入桃、小番茄、草莓，放入无糖酸奶拌匀即可。

### 营养档案

**性味归经**
性温，味甘、酸，归胃、大肠经。

**营养功效**
桃富含蛋白质、膳食纤维、维生素 $B_2$、维生素 C、胡萝卜素、烟酸及钙、磷、铁等营养成分，还含有挥发油、苹果酸、有机酸、柠檬酸等。具有止咳平喘、护肝利胆、利尿消肿、抗血凝、调理贫血及防癌、抗癌的功效。

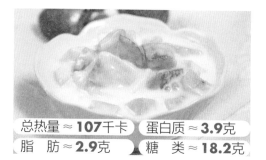

| 总热量 ≈ **107千卡** | 蛋白质 ≈ **3.9克** |
|---|---|
| 脂 肪 ≈ **2.9克** | 糖 类 ≈ **18.2克** |

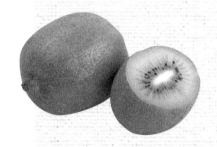

# 猕猴桃 预防糖尿病性血管病变及感染性疾病

| 降糖关键词 | 维生素 C | 肌醇 | | |
|---|---|---|---|---|
| GI 与 GL | GI | 52 | GL | 6.2 |

猕猴桃富含维生素 C，维生素 C 能预防糖尿病性血管病变，还能预防糖尿病患者发生感染性疾病；猕猴桃中的肌醇是天然糖醇类物质，对调节糖代谢很有好处。

## 烹调宜忌

1. 猕猴桃富含维生素 C，情绪低落、爱吃烧烤的人应常吃些猕猴桃。

2. 用猕猴桃榨汁时可以保留猕猴桃的皮，因为其中含有许多营养素。

3. 如果猕猴桃比较硬，可将其与苹果放在一起，很快就会变软。

### 营养档案

**性味归经** —————
性寒，味甘、酸，归肾、胃经。

**营养功效** —————
猕猴桃富含蛋白质、维生素 C、氨基酸等多种有机物和人体所必需的多种矿物质，具有乌发美容、稳定情绪、帮助消化、解毒护肝、促进排便、增强免疫力、预防白内障、调理心血管疾病及防癌、抗癌等功效。

## 食用宜忌

食用猕猴桃后不宜马上喝牛奶，否则，会影响消化吸收，而且还易使人出现腹痛、腹胀、腹泻等症状。

### 推荐降糖食谱

## 火腿水果沙拉

**材料** 猕猴桃 100 克，杧果、熟火腿各 50 克。

**调料** 沙拉酱 40 克。

**做法**

❶ 将熟火腿肉切丁；猕猴桃洗净，去皮，切丁；杧果洗净，切丁。

❷ 取盘，放入火腿丁、猕猴桃丁、杧果丁。

❸ 将沙拉酱淋在火腿丁与水果丁上拌匀即可。

（**营养师建议**） 沙拉酱中热量、胆固醇、脂肪等含量较高，不建议糖尿病人食用，可用无糖酸奶、油醋汁等代替沙拉酱。

| 总热量 ≈ **354**千卡 | 蛋白质 ≈ **10.6**克 |
|---|---|
| 脂 肪 ≈ **25.1**克 | 糖 类 ≈ **23.4**克 |

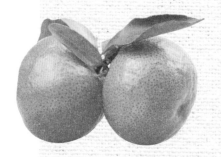

# 橘子 预防糖尿病合并动脉硬化、视网膜出血

| 降糖关键词 | 类胡萝卜素 | | 维生素 P | |
|---|---|---|---|---|
| **GI 与 GL** | GI | 43 | GL | 4.2 |

橘子富含类胡萝卜素，类胡萝卜素能提升糖尿病患者血液中类胡萝卜素的浓度，使肝功能正常，降低患动脉硬化的危险。橘子的丝络中含有维生素 P，能使人的血管保持正常的密度和弹性，减少血管壁的渗透性和脆性，预防毛细血管渗血，可以预防糖尿病患者发生视网膜出血。

## 烹调宜忌

柑橘最好即买即食，放置时间过久其所含的营养素会损失。

### 营养档案

**性味归经**
性凉，味甘、酸，归肺、胃经。

**营养功效**
橘子含有类黄酮、单萜、香豆素、类胡萝卜素、吖啶酮、甘油糖脂等，具有止咳平喘、促进消化、保肝利胆、解酒止咳、抗炎症、抗过敏、降血压、预防动脉硬化的功效，可用于治疗胸膈结气、呕逆少食、口中干渴、肺热咳嗽。

## 食用宜忌

1. 风寒咳嗽、痰饮咳嗽者不宜食用橘子。

2. 橘子一次不宜食用过多，不然易导致皮肤黄斑、目赤、牙痛、痔疮等症。

### 推荐降糖食谱

## 橘皮粥

**材料** 干橘子皮 10 克，大米 50 克。
**做法**
❶ 将干橘子皮研成细末；大米淘洗干净。
❷ 锅置火上，放入大米和干橘子皮细末，加约 400 毫升清水，煮至米粒烂熟的稠粥即可。

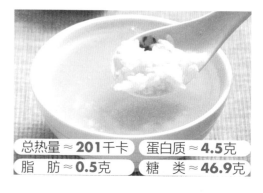

| | |
|---|---|
| 总热量 ≈ **201 千卡** | 蛋白质 ≈ **4.5 克** |
| 脂 肪 ≈ **0.5 克** | 糖 类 ≈ **46.9 克** |

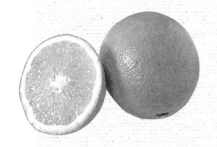

# 橙子 预防糖尿病引起的视网膜出血

| 降糖关键词 | 维生素 P | | | |
|---|---|---|---|---|
| GI 与 GL | GI | 43 | GL | 4.5 |

橙子含有维生素 P，维生素 P 能保护血管，预防糖尿病引起的视网膜出血。

## 烹调宜忌

不宜用橙子皮泡水饮用，因为橙子皮上一般都会喷洒保鲜剂，保鲜剂很难用水洗净，泡水后饮用影响身体健康。

## 食用宜忌

1. 饭前或空腹时不宜食用橙子，因为橙子所含的有机酸会刺激胃黏膜，不利于胃的健康。

2. 吃橙子前后 1 小时内不要喝牛奶，因为牛奶中的蛋白质遇到橙子中的果酸会凝结成块，影响消化吸收。

### 营养档案

**性味归经**
性凉，味酸，归脾、胃、肝、心经。

**营养功效**
橙子含有丰富的维生素 C、维生素 P、β-胡萝卜素、钙、磷、柠檬酸、橙皮苷等物质，具有化痰解毒、生津止渴、开胃的功效，可以用于治疗食欲不振、胸腹胀满作痛、便溏或腹泻等症，并可用作高血压、心脏病、高脂血症的辅助调养。

## 推荐降糖食谱

### 鲜橙五色羹

**材料** 橙子 1 个（约 100 克），牛肉、芹菜、土豆、芦笋各 25 克。

**调料** 盐、味精、料酒各适量，淀粉 5 克，香油 2 克。

**做法**

❶ 将橙子洗净，去皮，切小块；牛肉洗净，切末；芹菜去叶留梗，洗净，切末；土豆去皮，洗净，切小丁；芦笋择洗干净，切丁。

❷ 锅置火上，放入牛肉末和 600 毫升水烧至牛肉末八成熟，撇去浮沫，淋入料酒，倒入土豆丁和芦笋丁煮至九成熟，加芹菜末和橙子煮 5 分钟，用盐和味精调味，水淀粉勾薄芡，淋上香油即可。

总热量 ≈ **139 千卡**　蛋白质 ≈ **7.9 克**
脂　肪 ≈ **2.7 克**　糖　类 ≈ **22.1 克**

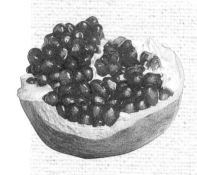

# 石榴 可控制糖尿病患者的血糖

| 降糖关键词 | 铬 | | | |
|---|---|---|---|---|
| GI 与 GL | GI | 67 | GL | 9.1 |

石榴含有一种叫铬的元素，而大多数糖尿病患者体内缺少这种元素。铬在胰岛素调节活动中起着重要作用，铬还是葡萄糖耐量因子的组成成分，可促进胰岛在体内充分发挥作用，从而稳定血糖。

## 烹调宜忌

石榴不宜与海鲜搭配烹调，食用后易引起消化不良。

## 食用宜忌

1. 感冒、便秘及有急性炎症的人要慎吃石榴。

2. 石榴一次不宜食用过多，会损伤牙齿，还可引起生痰、上火等症。

### 推荐降糖食谱

## 石榴开胃饮

**材料** 石榴 30 克，生姜 10 克，茶叶 5 克。

**做法**

❶ 将石榴洗净，去皮，捣碎取汁；生姜洗净，切片。

❷ 锅置火上，放入生姜片和适量清水烧沸，淋入石榴汁，再次烧沸后倒入茶叶煮至茶叶的叶片舒展，凉至温热饮用即可。

### 营养档案

**性味归经**
性温，味甘、酸，归胃、大肠经。

**营养功效**
石榴含有蛋白质、脂肪、维生素 $B_1$、维生素 $B_2$、维生素 C 及铬、钙、磷等营养成分，具有明目、生津止渴、止血、抗衰老、抗菌抗毒、驱虫杀虫、涩肠止泻、防癌等功效。

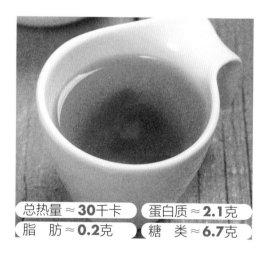

| 总热量 ≈ **30 千卡** | 蛋白质 ≈ **2.1 克** |
|---|---|
| 脂 肪 ≈ **0.2 克** | 糖 类 ≈ **6.7 克** |

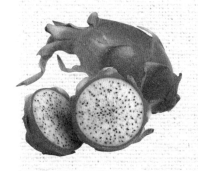

# 火龙果 可预防 2 型糖尿病

| 降糖关键词 | 花青素 | | | |
|---|---|---|---|---|
| GI 与 GL | GI | 25 | GL | 3.3 |

火龙果含有花青素，花青素是强有力的抗氧化物，能够预防 2 型糖尿病，并能帮助已经患有糖尿病的人控制血糖浓度。

## 烹调宜忌

火龙果是热带水果，最好现买现吃。不要放在冰箱中，以免冻伤而很快变质。

## 食用宜忌

女性体质虚寒者不宜吃太多的火龙果。

### 营养档案

**性味归经**
性平偏凉，味甘，归胃、大肠经。

**营养功效**
火龙果含有丰富的维生素 $B_2$、维生素 $B_3$、维生素 C、膳食纤维及铁、镁、钾等矿物质，具有降血压、消火气及改善便秘的功效。

### 推荐降糖食谱

## 火龙果蔬菜海鲜沙拉

**材料** 火龙果 100 克、鲜虾仁 100 克、黄瓜 50 克。

**调料** 酸奶沙拉酱 50 克。

**做法**

❶ 将火龙果洗净，挖出果肉，切丁；鲜虾仁挑去虾线，洗净，煮熟；黄瓜洗净，去蒂，切丁。

❷ 取盘，放入火龙果丁、熟虾仁、黄瓜丁，淋入酸奶沙拉酱拌匀即可。

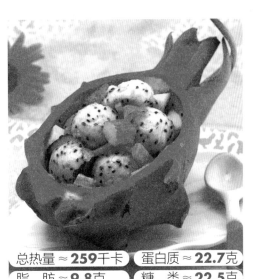

| 总热量 ≈ **259千卡** | 蛋白质 ≈ **22.7克** |
|---|---|
| 脂 肪 ≈ **9.8克** | 糖 类 ≈ **22.5克** |

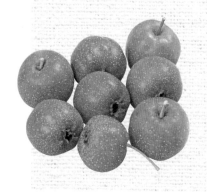

# 山楂
## 调理糖尿病性脑血管并发症

| 降糖关键词 | 钙  维生素 C  胡萝卜素<br>黄酮类物质  胆碱  有机酸 | | |
|---|---|---|---|
| GI 与 GL | GI | 50 | GL | 5 |

山楂中含有丰富的钙、维生素 C、胡萝卜素、黄酮类物质、胆碱、乙酰胆碱及有机酸等，可降血脂，调理糖尿病性脑血管并发症。

## 食用宜忌

1. 山楂具有降血脂的作用，血脂过低的人多食山楂会影响健康。

2. 儿童、孕妇、胃酸分泌过多者、病后体虚及患牙病者不宜食用山楂。

3. 消化不良者、心血管疾病患者、癌症患者、肠炎患者适宜食用山楂。

### 推荐降糖食谱

## 山楂粥

**材料**　山楂 25 克，大米 100 克。
**做法**

❶ 将山楂洗净，去籽和蒂；大米淘洗干净，浸泡 30 分钟。

❷ 锅中加水烧开，放入山楂、大米煮沸，改小火熬煮成粥即可。

### 营 养 档 案

**性味归经**
性微温，味酸、甘，归牌、胃、肝经。

**营养功效**
含酒石酸、柠檬酸、山楂酸、酶类、糖类、维生素C、胡萝卜素、蛋白质、脂肪、钙等。具有开胃消食、调理心血管疾病、治疗腹痛和腹泻、提高免疫力和抗癌的功效。还可用于食积腹胀、肥胖、脂肪肝、胆囊炎、冠心病、便秘、妇女闭经或量少、高血压、高脂血症等病症的辅助调养。

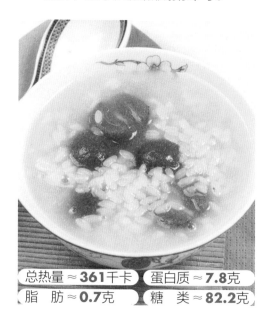

| 总热量 ≈ **361千卡** | 蛋白质 ≈ **7.8克** |
|---|---|
| 脂　肪 ≈ **0.7克** | 糖　类 ≈ **82.2克** |

# 山楂炖牛肉

**材料**　山楂 100 克，瘦牛肉 250 克。

**调料**　葱花、花椒粉、盐、鸡精各适量，植物油 5 克。

**做法**

❶ 将山楂洗净，去籽和蒂；瘦牛肉洗净，切块，放入开水中焯去血水。

❷ 炒锅中倒入植物油烧至七成热，下葱花、花椒粉炒出香味，放入牛肉翻炒均匀。

❸ 倒入开水和山楂小火炖熟，用盐和鸡精调味即可。

**烹饪一点通** 炖牛肉时加少许茶叶，牛肉易烂。

总热量 ≈ **382**千卡
蛋白质 ≈ **50.9**克
脂　肪 ≈ **11.2**克
糖　类 ≈ **21.1**克

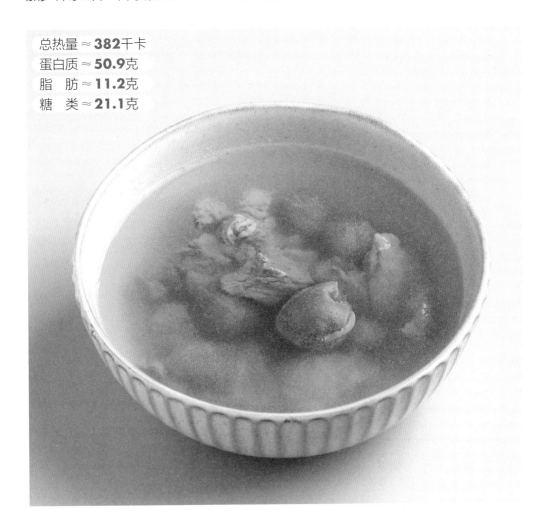

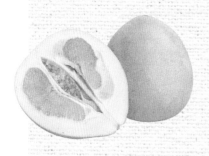

# 柚子 改善糖尿病患者的骨质疏松症

| 降糖关键词 | 类胰岛素成分　钙 | | | |
|---|---|---|---|---|
| GI 与 GL | GI | 25 | GL | 2.3 |

柚子的果肉中含有类胰岛素样成分，有降血糖的功效。另外，柚子还含有丰富的钙，柚子中的钙对调理糖尿病非常有好处，实验研究证实，柚子中的钙不但能改善糖尿病患者的骨质疏松症，还能对抗糖尿病肾病的发展。

## 食用宜忌

1. 柚子皮可以食用，不宜丢弃，因其具有化痰、润喉、暖胃的功效。

2. 患胃病、消化不良、慢性支气管炎、咳嗽、心脏病、脑病及肾病患者尤其适合食用柚子。

3. 脾虚便溏者应慎食柚子。

### 营养档案

**性味归经**
性寒，味甘、酸，归肺、脾经。

**营养功效**
柚子富含维生素C、叶酸、果胶、钾、钙、铬等营养成分，具有化痰、止咳、理气、止痛的功效，还可用于咳喘、食滞、气郁胸闷、腹冷痛、疝气等病症的辅助调养。

### 推荐降糖食谱

## 柚子炖鸡

**材料** 去皮柚子200克，童子鸡500克。

**调料** 葱段、姜片、料酒、盐各适量，香油4克。

**做法**

❶ 将柚子肉切块；将童子鸡去毛、去内脏，冲洗干净。

❷ 鸡腹中塞入柚子肉，放到砂锅里加葱段、姜片、料酒、盐、香油和适量水炖熟即可。

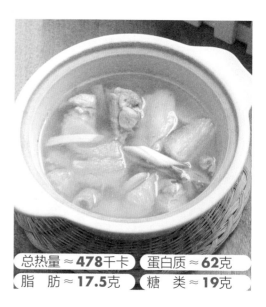

| 总热量 ≈ **478**千卡 | 蛋白质 ≈ **62**克 |
|---|---|
| 脂　肪 ≈ **17.5**克 | 糖　类 ≈ **19**克 |

# 三丝拌柚块

**材料** 去皮柚子 200 克，香菜 10 克，
红柿子椒 25 克，豆腐皮 25 克。

**调料** 盐、味精各适量，香油 3 克。

**做法**

❶ 将柚子肉切块；香菜择洗干净，
切小段；红柿子椒洗净，去蒂和
籽，切丝；豆腐皮洗净，切丝，
放入沸水中焯透。

❷ 将柚子肉、香菜段、红柿子椒丝、
豆腐丝放入同一个盘中，加盐、
味精和香油拌匀即可。

总热量 ≈ **166千卡**

蛋白质 ≈ **7.3克**

脂 肪 ≈ **6.1克**

糖 类 ≈ **22.2克**

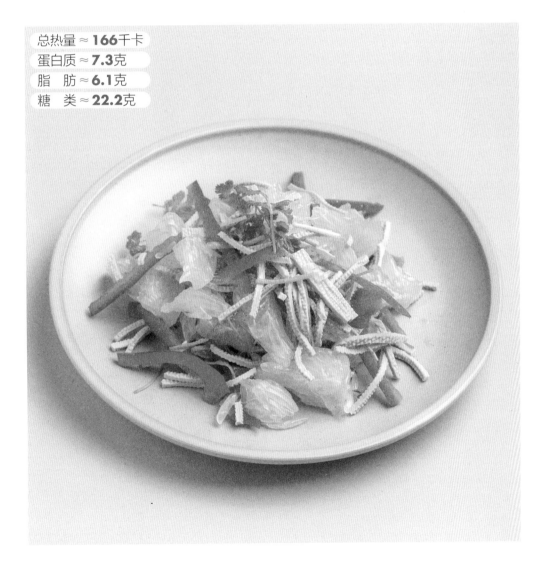

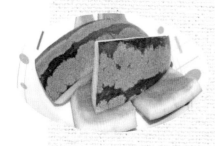

# 西瓜皮 对糖尿病合并高血压的患者有益

| 降糖关键词 | 酶类 | 有机酸 | 维生素 C |
|---|---|---|---|

| 每 100 克食物热量 | 24 千卡 |
|---|---|

西瓜皮含酶类、有机酸及丰富的维生素 C 等成分。西瓜皮具有降糖作用，适合糖尿病患者适量食用。西瓜皮具有促进人体代谢、降压、软化和扩张血管等功效。现代中医临床已经较广泛地应用西瓜皮与其他药物或药食两用物质治疗糖尿病合并高血压等并发症，取得了较好的疗效。

## 食用宜忌

脾胃寒湿的人不宜食用西瓜皮。

### 营 养 档 案

性味归经 ————
性凉，味甘、淡，归心、胃、膀胱经。

营养功效 ————
西瓜含有维生素 A、B 族维生素、维生素 C、膳食纤维及多种有机酸、氨基酸、钙、磷、铁、锌等营养成分。可清热防暑，有助于蛋白质的吸收，清理代谢物，美容，利尿降压，预防心血管疾病，对肾病有辅助治疗功效。

## 推荐降糖食谱

### 绿豆西瓜粥

**材料** 绿豆 25 克，大米 100 克，西瓜皮 100 克。

**做法**

❶ 将绿豆洗净，用清水浸泡 4 小时；西瓜皮洗净，去绿皮、去红瓤，切丁；大米淘净干净。

❷ 将大米、绿豆放入锅中，加适量水，大火烧沸，用小火熬成粥，倒入西瓜皮丁煮沸即可。

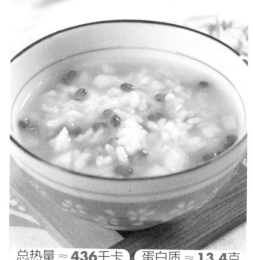

| 总热量 ≈ **436千卡** | 蛋白质 ≈ **13.4克** |
|---|---|
| 脂 肪 ≈ **0.9克** | 糖 类 ≈ **96.1克** |

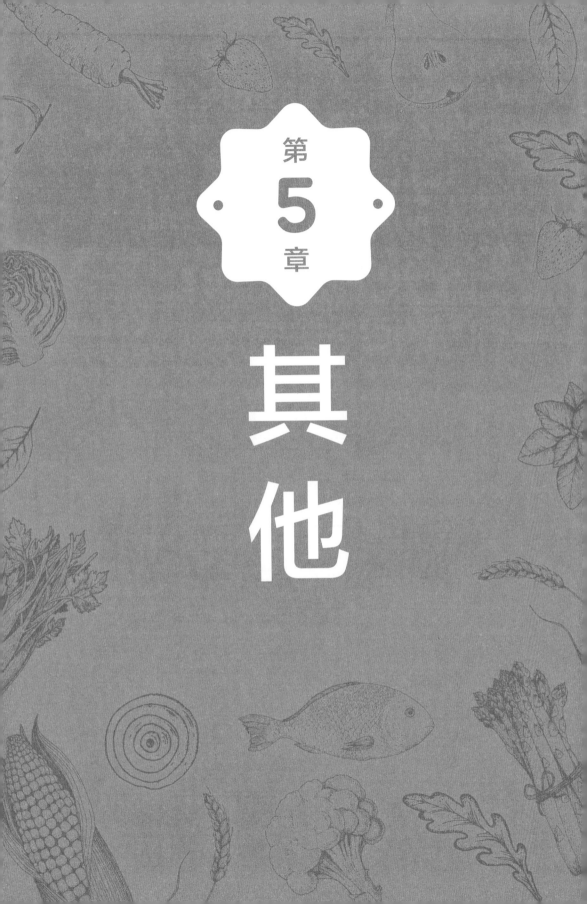

# 第5章

## 其他

## 调味品怎么吃

调味品只是用于改变口味、刺激食欲的，用料宜少不宜多。内热的人不宜多吃辛辣的调味品，脾胃较虚的人不宜吃过于油腻的食物。过量摄入糖会导致龋齿，并引发肥胖、糖尿病、动脉硬化症等，糖尿病病人、肝炎病人要尽量少摄取食糖。不宜过量食用醋，尤其是胃溃疡患者更要避免食醋，以免对身体造成伤害。食盐有"百味之王"之称，适度摄入能保持人体正常生理活动和体内的酸碱平衡，但不宜摄入过多，一般正常成年人摄入量为每天不超过5克。

### 尽量不吃的调味品

白糖，冰糖，红糖，虾皮，甜面酱，果酱，胡椒粉，桂皮，芥末，草豆蔻。

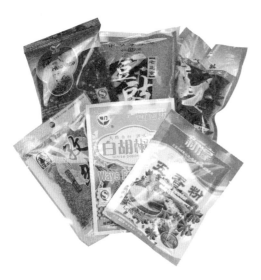

### 适量少吃的调味品

盐，花椒，大料，小茴香，丁香，山柰，酱油，芝麻酱，食碱，味精，花生酱。

## 每天吃多少油脂

通常我们食用的油脂可分两大类。一类是动物性油脂，如牛油、猪油、羊油等；另一类是植物性油脂，包括花生油、豆油、香油、菜籽油、玉米油等。糖尿病患者的烹调用油尽量选用植物油，每天以25～30克为宜，一般两三汤匙。

## 植物油与动物油哪个更好

这是一个很有争议的话题，一般来说，中老年人，特别是患有心血管病（如动脉硬化、高血压、冠心病等）及糖尿病的人，吃植物油比动物油好。因为植物油不仅能供给较多的必需脂肪酸，而且其中所含的不饱和脂肪酸，对调理动脉硬化具有良好作用，食后可降低胆固醇。但无论动物油还是植物油都是脂肪，脂肪是高热量食物。如果不控制脂肪的摄入量就容易超过每日所规定的总热量，使体重增加而影响血糖的控制。因此吃油脂时，即使是植物油也应计算摄入量。

## 尽量不吃的油脂

猪油，牛油，羊油，奶油，黄油。

## 适量少吃的油脂

辣椒油，椰子油，棕榈油，可可油。

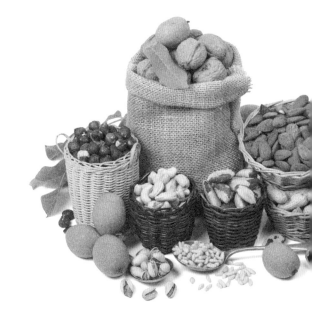

## 为什么能吃坚果

美国哈佛大学公共卫生学院营养系研究人员发现，适量吃坚果类食物有助于预防2型糖尿病的发生。坚果品种众多，如花生、瓜子、榛子、核桃、杏仁等，也包括花生酱等衍生食品，这些食物中含有的不饱和脂肪酸、膳食纤维和镁可以改善人体中胰岛素的分泌及胰岛素对糖的分解，从而达到控制血糖的目的。

## 每天吃多少坚果

虽然坚果具有一定的降血糖作用，但坚果类食物往往富含植物性脂肪，也是高热量食物，因而为避免摄入总热量的增加，建议将坚果作为蛋糕或猪肉、牛肉、羊肉等高脂肪、高热量食物的替代品。在食用坚果时一定要注意适量，推荐平均每周50~70克比较合适。

## 哪些坚果尽量不吃

芡实，银杏。

## 哪些坚果适量少吃

核桃，炒腰果，炒松子，甜杏仁，炒花生米，炒葵花籽，炒西瓜子，炒榧子。

## 补品也能成毒药

糖尿病患者吃补品前应明确补品的药性和个人的体质类型，根据病情辨证进补。因为很多补品的成分复杂，所以糖尿病患者吃补品前一定要咨询医生，不要听人介绍或在小诊所开方配药，以免引起慢性中毒或脏器衰竭。

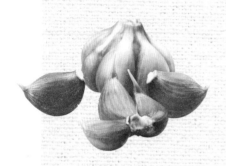

# 大蒜 可调理糖尿病合并肝病

| 降糖关键词 | 大蒜素 | 大蒜辣油 | 硫醚化合物 |
|---|---|---|---|
| 每100克食物热量 | 130千卡 | | |

大蒜所含有的大蒜素、大蒜辣油及硫醚化合物有降血糖、降血脂的功效。另外，大蒜中含有一种特殊的辛辣成分，可刺激人体生成谷胱甘肽，谷胱甘肽能抗氧化、提高肝脏的解毒作用，可调理糖尿病合并肝病。

## 烹调宜忌

1. 发了芽的大蒜食疗效果甚微；烹制大蒜不宜时间过长，以免破坏有效成分。

2. 大蒜素怕热，遇热后很快分解，其杀菌作用降低。

### 营养档案

**性味归经**
性温，味辛，归脾、胃、肺经。

**营养功效**
大蒜含有蛋白质、脂肪、糖类、膳食纤维、多种矿物质和维生素、挥发油、大蒜素等。对大肠杆菌、金黄色葡萄球菌、枯草杆菌有较强的抑制作用；对伤寒杆菌、霍乱弧菌、白喉杆菌、结核杆菌等亦有抑制作用；有抗氧化作用，可清除自由基，有降低血脂、抗血小板聚集等作用。

## 食用宜忌

1. 预防和治疗感染性疾病应生食大蒜。

2. 有胃肠道疾病特别是有胃溃疡和十二指肠溃疡者不宜食用。

3. 过量食用大蒜会影响视力。

4. 有肝病的人过量食用大蒜，可造成肝功能障碍。

### 推荐降糖食谱

## 蒜香海带

**材料** 海带100克，大蒜3瓣，熟黑芝麻5克。

**调料** 姜片5克，盐3克，香油少许，酱油、醋各8克。

**做法**

❶ 将大蒜和姜片分别捣成泥，备用；海带洗净后过滚水汆烫，沥干水分，切成丝。

❷ 在海带丝中倒入蒜泥和姜泥，再浇上酱油、醋、香油、盐和熟黑芝麻搅拌均匀即可。

| 总热量 ≈ **81.9千卡** | 蛋白质 ≈ **1.9克** |
|---|---|
| 脂 肪 ≈ **6.5克** | 糖 类 ≈ **5.3克** |

# 蒜泥肉片

**材料** 猪瘦肉250克,去皮大蒜25克。

**调料** 香菜末、鲜酱油各适量,香油3克。

**做法**

①• 将猪瘦肉洗净,煮熟,切片,装盘;大蒜捣成蒜泥,加鲜酱油和香油调匀。

②• 将蒜泥淋在肉片上,撒上香菜末即可。

总热量 ≈ **416千卡**
蛋白质 ≈ **51.9克**
脂　肪 ≈ **18.6克**
糖　类 ≈ **10.7克**

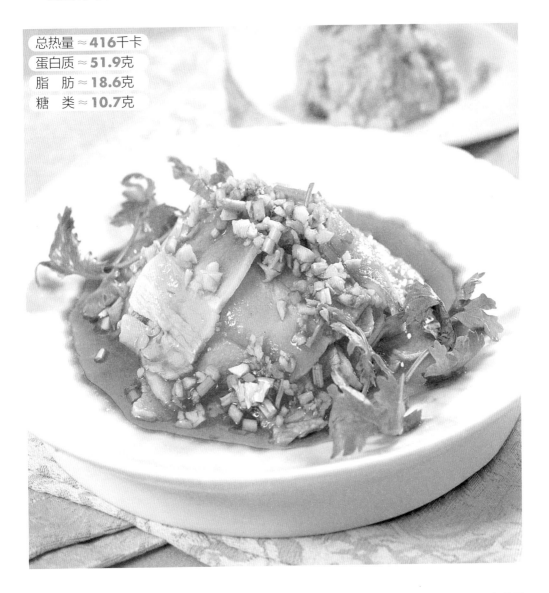

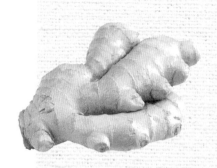

# 姜 可调理糖尿病性及酒精性脂肪肝

| 降糖关键词 | 姜黄素 |
|---|---|
| 每100克食物热量 | 50 千卡 |

姜黄素是姜中的主要生物活性物质，不但具有显著的抗肿瘤、抗诱变作用，还可以改善糖尿病所伴随的脂质代谢紊乱，能激活肝细胞，治疗糖尿病性及酒精性脂肪肝。

## 烹调宜忌

1. 烂姜、冻姜不宜入菜烹调，因为姜变质后会产生致癌物，食用这样的姜对身体健康不利。

2. 姜不宜与兔肉搭配烹调，两者同食易导致腹泻。

## 食用宜忌

1. 患热性病的病人忌食生姜，以免加重病情。

2. 吃姜一次不宜过多，以免产生口干、咽痛、便秘等上火症状。

### 推荐降糖食谱

## 姜丝肉

**材料** 姜 100 克，猪里脊肉 250 克。

**调料** 葱丝、料酒、蛋清、淀粉、盐、鸡精各适量，植物油 5 克。

**做法**

❶ 将姜洗净，切丝；猪里脊肉洗净，切丝，用料酒、蛋清和淀粉抓匀。

❷ 炒锅置火上，倒入适量植物油，待油温烧至七成热，放入葱丝炒香。

❸ 加猪肉丝滑熟，放入姜丝翻炒 3 分钟，用盐和鸡精调味即可。

### 营养档案

**性味归经**
性温，味辛，归肺、脾、胃经。

**营养功效**
姜含有蛋白质、维生素、植物抗生素、姜黄素、挥发油，具有预防感冒、治疗恶心呕吐、解毒等功效。

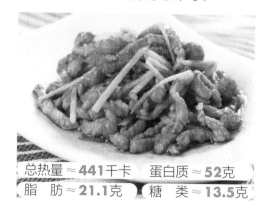

| 总热量 ≈ **441**千卡 | 蛋白质 ≈ **52**克 |
|---|---|
| 脂 肪 ≈ **21.1**克 | 糖 类 ≈ **13.5**克 |

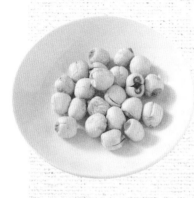

# 莲子 对糖尿病的多饮、多尿症状有一定疗效

| 降糖关键词 | 莲子碱　莲子糖 |
|---|---|
| 每100克食物热量 | 350千卡（干莲子） |

莲子含有莲子碱、莲子糖。在合理摄入人体必需热能营养素基础上添加莲子，对于2型糖尿病患者控制乏力、多饮、多尿症状及降低血清总胆固醇等有一定的临床意义。

## 烹调宜忌

1. 食用莲子时不宜去莲心，莲心虽然味道极苦，却有显著的强心作用，能扩张外周血管，降低血压，还有很好的祛心火的功效。

2. 莲子宜与中药党参、黄芪煲乳鸽，能调理面色苍白、手脚冰冷等病症。

### 营养档案

**性味归经**

性平，味甘涩，归心、脾、肾经。

**营养功效**

莲子含有碳水化合物、蛋白质、脂肪、胡萝卜素、维生素 $B_1$、维生素 $B_2$ 及钙、磷、铁等营养成分。具有滋养补虚、强心安神、止遗涩精、降低血压、调理癌症等功效。

## 食用宜忌

1. 平素大便干结难解或腹部胀满之人忌食莲子。

2. 莲子与螃蟹都是寒凉性食物，同食易使人出现脾胃虚寒的情况。

### 推荐降糖食谱

## 莲子百合猪肉汤

**材料**　瘦猪肉250克，莲子、百合各10克。

**调料**　姜片、葱段、料酒、盐、味精各适量。

**做法**

❶ 将莲子、百合用清水泡发，洗净；瘦猪肉洗净，切片。

❷ 砂锅内倒入适量温水置火上，放入瘦猪肉片、莲子、百合大火烧沸，加葱段、姜片和料酒，改小火炖1小时，加盐和味精调味即可。

| 总热量≈**426千卡** | 蛋白质≈**53.1克** |
|---|---|
| 脂　肪≈**15.8克** | 糖　类≈**18.4克** |

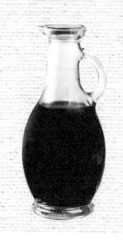

# 醋 抑制血糖值上升

| 降糖关键词 | 有机酸（醋酸、柠檬酸、苹果酸、琥珀酸） |
|---|---|
| 每 100 克食物热量 | 30 千卡 |

糖尿病患者体内胰岛素的活性不良，使糖类无法被带入细胞内，造成糖类不能被充分利用。醋含有的有机酸（醋酸、柠檬酸、苹果酸、琥珀酸）能促进糖尿病患者体内糖类的处理，起到抑制血糖上升的作用。

## 烹调宜忌

1. 醋宜用于烹制带骨的食材，如排骨、鱼类等，可使骨刺软化，促进骨中的矿物质如钙、磷溶出，增加营养成分。

2. 醋可以用于需要去腥解腻的食材，如烹制水产品或肝、肠、心等动物脏器，可消除异味和腥臭。对一些腥臭味较重的食材烹调前可以用醋浸泡，能减淡腥臭味。

## 食用宜忌

1. 正在服用某些药物（如：抗生素、碱性药、磺胺类药、解表发汗中药）的人不宜食用醋。

2. 胃溃疡及胃酸过多者不宜食用醋，会导致胃病加重。

### 营养档案

**性味归经**
性温，味苦、酸，归胃、肝经。

**营养功效**
醋富含氨基酸、有机酸（醋酸、柠檬酸、苹果酸、琥珀酸）、维生素 $B_1$、维生素 $B_2$、维生素 C 以及钾、钠、钙、铁、锌、铜、磷等矿物质，具有促进消化、预防里急腹痛、消毒、解腻、杀菌的功效。

### 推荐降糖食谱

## 醋熘白菜丝

**材料** 大白菜帮 200 克。

**调料** 醋、姜末、味精、盐各适量，色拉油 4 克。

**做法**

❶ 将大白菜帮洗净，横切成 4 厘米长的段，再顺丝切成细丝。

❷ 炒锅置大火上，倒入色拉油，待油温烧至七成热，加姜末爆香，倒入白菜丝煸炒几下，紧接着放醋、味精、盐炒熟即可。

| 总热量 ≈ **75.2 千卡** | 蛋白质 ≈ **2.2 克** |
|---|---|
| 脂 肪 ≈ **4.2 克** | 糖 类 ≈ **6.4 克** |

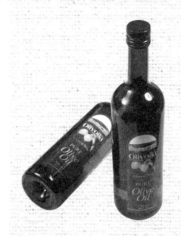

# 橄榄油 改善脂类代谢和血糖高峰

| 降糖关键词 | 单不饱和脂肪酸 |
|---|---|
| 每100克食物热量 | 899千卡 |

橄榄油含有单不饱和脂肪酸，可确保适度的血糖控制，改善糖尿病患者的脂类代谢和血糖高峰，对糖尿病有一定疗效。

## 烹调宜忌

橄榄油不太适合煎炸食物，因为高温会破坏油中的多酚化合物，降低橄榄油的营养价值。

## 食用宜忌

橄榄油因其中的果味易挥发，存放时忌与空气接触，忌高温和光照，且不宜久存。

### 营养档案

**性味归经**
性平，味甘、酸，归肺、胃经。

**营养功效**
橄榄油含有单不饱和脂肪酸、亚油酸、亚麻酸、维生素A、维生素E、维生素D、维生素K及酚类抗氧化物质，具有改善消化系统功能、促进血液循环、消除皱纹、保护皮肤、促进骨骼生长、预防骨质疏松、降低血压、防辐射、抗衰老、预防癌症等功效。

### 推荐降糖食谱

## 奶油玉米汤

**材料** 黄柿子椒50克，鲜玉米粒100克。

**调料** 盐、白胡椒粉各适量，无糖淡奶油50克，橄榄油5克。

**做法**

❶ 将黄柿子椒洗净，去蒂除籽，切小丁；不粘锅置火上，倒入橄榄油，待油温烧至七成热，放入玉米粒翻炒3分钟，再倒入黄柿子椒丁翻炒5分钟。

❷ 锅中倒入500毫升清水，大火煮沸后转小火煮20分钟，待汤中的食材煮软后倒入榨汁机中搅打成浓汤。

❸ 将搅打好的浓汤倒回锅中，放入奶油搅拌均匀，用盐和白胡椒粉调味即可。

| 总热量≈**308千卡** | 蛋白质≈**4.4**克 |
|---|---|
| 脂 肪≈**24.3**克 | 糖 类≈**25**克 |

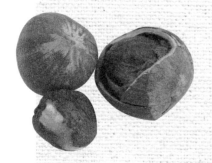

# 榛子 有效地控制糖尿病病情

| 降糖关键词 | 维生素 E | 钙 | 磷 | 铁 |
|---|---|---|---|---|
| GI 与 GL | GI | 15 | GL | 2.2 |
| 每 100 克食物热量 | 560 千卡 | | | |

榛子含有维生素 E，能促进胰岛素的分泌；还含有钙、磷、铁等多种矿物质，经常食用有助于降低血糖，并可有效地控制病情。

## 食用宜忌

1. 榛子含有丰富的油脂，胆功能严重不良者应慎食。

2. 榛子存放时间较长后不宜食用。

### 营养档案

性味归经 ——
性平，味甘，归脾、胃、肝经。

营养功效 ——
含有亚麻酸、亚油酸等丰富的不饱和脂肪酸、膳食纤维以及 B 族维生素、维生素 E 和磷、钙、锌、铁等矿物质，具有降低血脂、调整血压、预防卵巢癌及乳腺癌等功效。

### 推荐降糖食谱

## 榛仁丝瓜

**材料** 榛子仁 25 克，丝瓜 250 克。

**调料** 葱花、盐、鸡精各适量，淀粉 5 克，植物油 4 克。

**做法**

❶ 将榛子仁挑去杂质，洗净；丝瓜去皮，洗净，切滚刀块。

❷ 炒锅置火上，倒入植物油，待油温烧至七成热，加葱花炒香。

❸ 倒入榛子仁和丝瓜块翻炒均匀，加适量清水大火烧沸，转中火烧至丝瓜熟透，用盐和鸡精调味，水淀粉勾芡即可。

总热量 ≈ **244千卡** 蛋白质 ≈ **8.6克**

脂 肪 ≈ **16.8克** 糖 类 ≈ **20.1克**

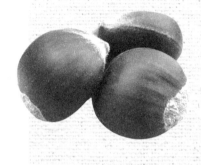

# 板栗 可延缓葡萄糖的吸收

| 降糖关键词 | 膳食纤维 | | | |
|---|---|---|---|---|
| **GI 与 GL** | GI | 60 | GL | 12 |
| **每 100 克食物热量** | 188 千卡（鲜板栗） | | | |
| | 348 千卡（干板栗） | | | |

板栗富含膳食纤维，膳食纤维在胃肠内吸水膨胀，容积增加，呈现胶态，延缓了葡萄糖的吸收，减轻对胰岛素分泌的刺激，使胰腺 β 细胞负担减轻，增加胰岛素与胰岛素受体的结合，减少胰高血糖素的分泌，使葡萄糖代谢加强，维持血糖在较低水平。

## 烹调宜忌

1. 板栗宜与大米一同熬煮成粥，不但能增进食欲，而且可健脾强胃。

2. 板栗不宜生食。

### 营养档案

**性味归经**
性温，味甘，归脾、胃、肾经。

**营养功效**
板栗含有蛋白质、不饱和脂肪酸、膳食纤维、B 族维生素和矿物质，能抗衰老、补肾强筋，有益口腔健康。

## 食用宜忌

1. 变质霉烂的板栗不能吃，吃后会中毒。

2. 婴幼儿、脾胃虚弱、消化不良者和患有风湿病的人一次不宜吃得太多。

### 推荐降糖食谱

## 栗子焖饭

**材料** 大米 100 克，板栗 5 个（约 25 克）。

**调料** 熟芝麻适量。

**做法**

❶ 将大米淘洗干净；板栗洗净，去壳，取肉；熟芝麻碾碎。

❷ 大米倒入电饭锅内，放入栗子，加入适量清水蒸熟，撒上碎芝麻即可。

总热量 ≈ **472**千卡　蛋白质 ≈ **9.3**克
脂　肪 ≈ **1.4**克　糖　类 ≈ **107**克

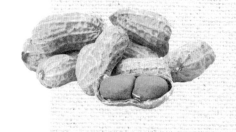

# 花生 降低2型糖尿病的发病率

| 降糖关键词 | 低糖　油脂 |
|---|---|
| **每100克食物热量** | 580千卡（干花生）<br>313千卡（鲜花生） |

花生的含糖量少，是拥有较低血糖指数的食物，远低于主要谷类食物的血糖指数。花生所含的油脂成分花生四烯酸能增强胰岛素的敏感性，有利于降低血糖。

## 烹调宜忌

1. 花生炒熟或油炸后性燥热，不宜多食；花生宜煮汤食用，具有利尿、通乳、润肺的功效。

2. 食用花生时不宜去皮，因为花生皮不但可养血、补血，还可使人的头发乌黑靓丽。

## 食用宜忌

1. 花生可增进血凝，促进血栓形成，患血黏度高或有血栓的人不宜食用。

2. 不宜食用霉变的花生，花生霉变后含有大量的致癌物质黄曲霉毒素。

### 推荐降糖食谱

## 花生酱鸡丝

**材料**　鸡脯肉200克，圆白菜100克。
**调料**　花生酱10克。
**做法**

❶ 将鸡脯肉洗净，煮熟，捞出，沥干水分，稍凉，撕成丝；花生酱加水调稀。

❷ 圆白菜择洗干净，切成丝，放入微波炉专用碗中，盖上保鲜膜，用竹签扎几个小孔，放入微波炉，中火加热1分钟，取出，稍凉。

❸ 取盘，放入鸡丝和圆白菜丝，淋入调稀的花生酱即可。

| 总热量 ≈ **430千卡** | 蛋白质 ≈ **53.8克** |
|---|---|
| 脂　肪 ≈ **16.2克** | 糖　类 ≈ **11.6克** |

---

### 营 养 档 案

**性味归经** ——————
性平，味甘，归肺、脾经。

**营养功效** ——————
花生富含蛋白质、脂肪、维生素B₁、维生素B₂、维生素E、泛酸、烟酸、生物素、卵磷脂及矿物质等营养成分，具有增强记忆、止血、润肺消肿、降低胆固醇、抗老化、调理肿瘤、预防糖尿病等功效。

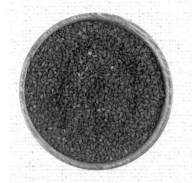

# 芝麻 保护胰腺细胞

| 降糖关键词 | 维生素 E |
|---|---|
| 每 100 克食物热量 | 530 千卡 |

芝麻富含维生素 E，维生素 E 有保护胰腺细胞的作用。现代医学研究发现，将芝麻提取物给白鼠口服，可降低血糖，增加肝脏及肌肉中的糖原含量，这一研究证明了芝麻的降血糖作用。

## 烹调宜忌

芝麻宜碾碎后食用，因为芝麻外面包有一层稍硬的膜，把它碾碎可使人体吸收更多营养。

## 食用宜忌

患有慢性肠炎、便溏腹泻者忌吃芝麻。

**推荐降糖食谱**

## 芝麻大米粥

**材料** 芝麻 10 克，大米 50 克。
**做法**
❶ 将芝麻和大米洗净，芝麻浸泡 15 分钟，大米浸泡 30 分钟。
❷ 锅置火上，倒水烧开，放入大米，大火烧开后转小火熬至粥将熟，加入芝麻，熬熟即可。

**营 养 档 案**

**性味归经**
性平，味甘，归肺、脾、大肠经。

**营养功效**
芝麻富含蛋白质、油酸、亚油酸、亚麻酸、卵磷脂、烟酸、维生素 A、维生素 $B_1$、维生素 $B_2$、维生素 E 及钙、磷、铁、硒等营养物质，具有防白发、养血补血、补肾润脏、抗衰老、预防心血管疾病等功效。

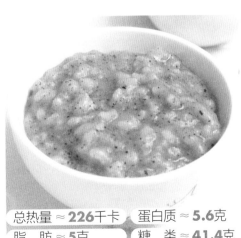

| 总热量 ≈ **226千卡** | 蛋白质 ≈ **5.6克** |
|---|---|
| 脂 肪 ≈ **5克** | 糖 类 ≈ **41.4克** |

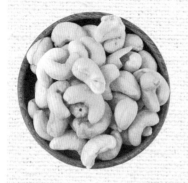

# 腰果

## 预防多种糖尿病并发症

| 降糖关键词 | 维生素 $B_1$　维生素 $B_6$ |
|---|---|
| 每 100 克食物热量 | 600 千卡 |

腰果含有维生素 $B_1$ 和维生素 $B_6$。糖尿病患者易并发周围神经疾病，可能与维生素 $B_1$ 供给不足有关；维生素 $B_6$ 可使人体组织代谢正常进行，缓解由糖尿病引起的肾脏病变，还可预防糖尿病性视网膜病变，改善糖耐量。

## 烹调宜忌

用腰果做菜前，应将其放在水龙头下冲洗，用手轻轻搓洗数次，以去除其杂质。

## 食用宜忌

1. 腰果富含油脂，不适合胆功能严重不良者、肠炎、腹泻患者和痰多患者食用。

2. 身体肥胖的人尽量少吃腰果。

### 推荐降糖食谱

## 腰果鸡丁

**材料**　腰果 10 粒（约 10 克），鸡脯肉 100 克。

**调料**　葱花、姜末、淀粉、料酒、酱油、盐、味精各适量，植物油 4 克。

**做法**

❶ 将腰果挑去杂质，洗净；鸡脯肉洗净，切丁，加淀粉和料酒抓匀，腌渍 15 分钟。

❷ 炒锅置火上，倒入植物油，待油温烧至五成热，放入腰果炒熟，盛出。

❸ 原锅留底油烧至七成热，加葱花和姜末炒香，倒入鸡肉丁滑熟，淋入适量酱油，放入炒熟的腰果翻炒均匀，用盐和味精调味即可。

总热量 ≈ **224 千卡**　蛋白质 ≈ **21.1 克**
脂　肪 ≈ **12.7 克**　糖　类 ≈ **6.7 克**

---

### 营养档案

**性味归经**
性平，味甘。

**营养功效**
腰果含有丰富的蛋白质、不饱和脂肪酸、维生素 A、维生素 $B_1$、维生素 $B_2$、维生素 $B_6$ 及钙、镁、钾、铁等营养物质。具有润肤美容、保护心脑血管、催乳、消除疲劳、抑制癌症等功效。

# 腰果虾仁

**材料** 腰果 10 粒（约 10 克），鲜虾仁 100 克。

**调料** 葱花、姜末、料酒、盐、味精各适量，植物油 4 克。

**做法**

❶ 将腰果挑去杂质，洗净；鲜虾仁挑去虾线，洗净，加料酒和盐抓匀，腌渍 10 分钟。

❷ 炒锅置火上，倒入植物油，待油温烧至五成热，放入腰果炒熟，盛出。

❸ 原锅留底油烧至七成热，加葱花和姜末炒香，倒入虾仁滑熟，放入炒熟的腰果翻炒均匀，用盐和味精调味即可。

总热量 ≈ **178千卡**
蛋白质 ≈ **21.3克**
脂　肪 ≈ **8.4克**
糖　类 ≈ **6.5克**

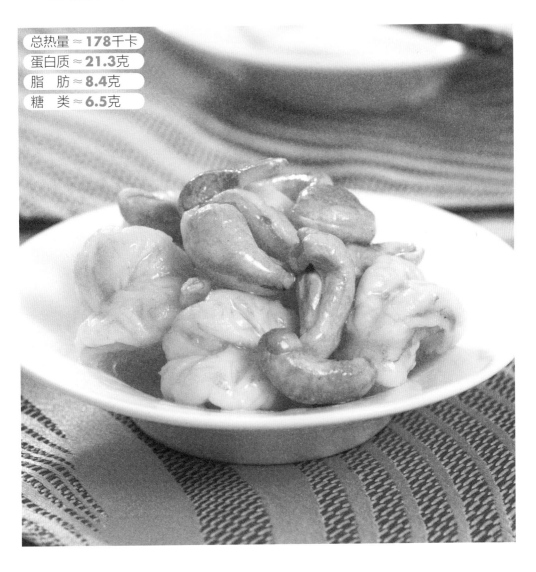

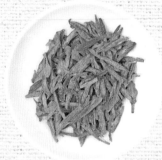

# 绿茶

## 有效预防糖尿病合并动脉硬化

| 降糖关键词 | 儿茶素 |
|---|---|
| 每 100 克食物热量 | 130 千卡 |

儿茶素是绿茶的涩味成分，抗氧化作用较强，可以防止血管的氧化，有效预防糖尿病合并动脉硬化；儿茶素还能减缓肠内糖类的吸收，抑制餐后血糖值的快速上升。

## 烹调宜忌

1. 不宜用茶水送服药物，因为绿茶水会降低药效。

2. 人参、西洋参不宜和绿茶一同食用。

## 食用宜忌

哺乳期妇女、孕妇及儿童忌饮绿茶；饭后忌立即喝绿茶。

### 营养档案

**性味归经**

性寒，味苦，归心、肺、胃经。

**营养功效**

绿茶含有咖啡因、茶碱、芳香油、碳水化合物、多种维生素、氨基酸，还含有钙、磷、铁等多种矿物质。具有生津止渴、固齿强骨、提神醒脑、平喘、消食除腻、利尿强心等功效。

### 推荐降糖食谱

## 龙井虾仁

**材料**　河虾仁 150 克，龙井茶 10 克。

**调料**　盐、味精各适量，蛋清 10 克，淀粉 10 克，植物油 4 克。

**做法**

❶ 将龙井茶用 80℃ 的水沏泡 5 分钟，滤出茶叶水（茶叶备用）；河虾仁放入清水中浸泡半个小时，洗净黏液，吸干水分，加盐和味精用手抓至上劲，放入半个鸡蛋清搅匀，静置数分钟，撒入淀粉，淋入龙井茶水用手抓至有黏度，倒入少量植物油拌匀。

❷ 锅置火上，倒入适量植物油，待油温烧至三成热，放入虾仁滑至颜色变白，盛出，沥油。

❸ 原锅留底油，冲入龙井茶水，用盐和味精调味，倒入虾仁搅匀，用水淀粉勾芡，淋入明油，装盘，撒上泡开的龙井茶叶即可。

| 总热量 ≈ **149千卡** | 蛋白质 ≈ **17.1克** |
|---|---|
| 脂　肪 ≈ **5.4克** | 糖　类 ≈ **9.2克** |

## 绿茶芝麻薄饼

**材料** 糯米粉10克，面粉40克，绿茶粉15克，鸡蛋1个（约60克）。

**调料** 黑芝麻、白芝麻、椰蓉、碎花生各适量，黄油20克。

**做法**

❶ 将鸡蛋洗净，磕入碗内，打散；糯米粉和面粉倒入盛器中，加绿茶粉、黄油和适量清水搅成较稀的面糊，淋入鸡蛋液搅匀，用细纱网过滤。

❷ 取小碗，放入黑芝麻、白芝麻、椰蓉、碎花生搅匀，做成馅料。

❸ 煎锅置火上烧至温热，倒入面浆摊成薄饼，两面煎熟，盛出，撒上薄薄的一层馅料，卷成卷，切段，装盘即可。

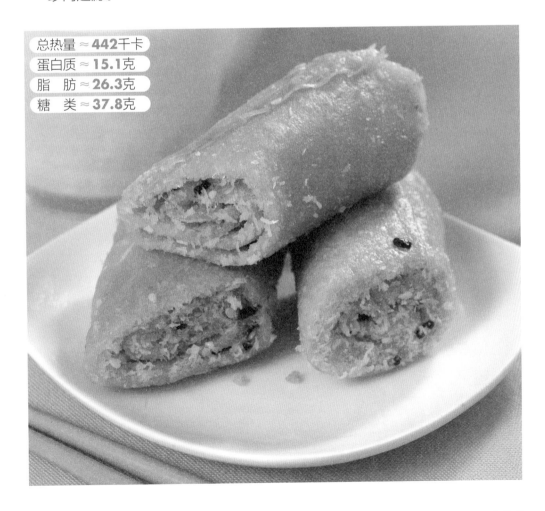

| 总热量 | ≈ **442千卡** |
| 蛋白质 | ≈ **15.1克** |
| 脂　肪 | ≈ **26.3克** |
| 糖　类 | ≈ **37.8克** |

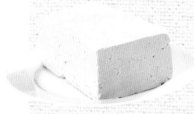

# 豆腐 预防糖尿病性骨质疏松

| 降糖关键词 | 钙 |
|---|---|
| 每100克食物热量 | 110千卡 |

豆腐含有钙质，糖尿病患者缺钙不利于胰岛素的正常分泌，会使血糖升高，不利于病情的稳定。同时，糖尿病患者缺钙还能引起骨质疏松，从而引起糖尿病的并发症——糖尿病性骨质疏松。

## 烹调宜忌

1. 豆腐与菠菜一起烹调会生成不易被人体吸收的草酸钙，容易形成结石。但是，如果将菠菜提前入沸水里焯烫一下，再与豆腐同时烹调，就可以避免这个情况了。

2. 肾脏病人、缺铁性贫血病人不宜多食豆腐。

## 食用宜忌

蛋类、肉类蛋白质中的蛋氨酸含量较高，豆腐应与此类食物混合食用，可提高豆腐中蛋白质的利用率。

### 推荐降糖食谱

## 猪血炖豆腐

**材料** 猪血150克，豆腐150克。

**调料** 葱花、花椒粉、姜末、盐、鸡精各适量，植物油4克。

**做法**

❶ 将豆腐和猪血分别洗净，切成小块。

❷ 炒锅倒入植物油烧至七成热，下葱花、花椒粉、姜末炒出香味，放入猪血块和豆腐块翻炒数下，加适量水炖熟。

❸ 加盐和鸡精调味即可。

---

**营养档案**

**性味归经** ——————
性凉，味甘，归脾、胃、大肠经。

**营养功效** ——————
豆腐含有蛋白质、钙和多种维生素，含有8种人体必需的氨基酸和动物性食物缺乏的不饱和脂肪酸、卵磷脂等，常吃豆腐可以保护肝脏，促进机体代谢，增加免疫力，并且有解毒作用，具有益气、补虚等功效。

---

总热量 ≈ **244千卡**　蛋白质 ≈ **27.6克**
脂　肪 ≈ **12.7克**　糖　类 ≈ **7.4克**

# 中药食疗

# 茶饮粥膳

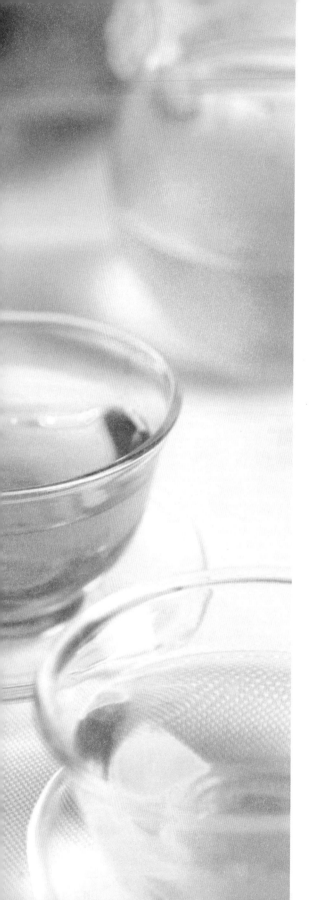

## 中药能调治糖尿病吗

　　中医药治疗糖尿病历史悠久，无论在改善或者减轻临床症状、体征，提高患者生存质量方面，还是在改善空腹血糖、餐后血糖、糖化血红蛋白等实验室指标方面，均有一定的疗效。常用中药多为动植物，接近人类食物，药食同源，所以毒副作用相对较小。有些中药对人体内分泌代谢功能还能起到双向调节作用，既可以降低高血糖，又可以使低血糖恢复正常。

　　有研究还表明，中药降糖作用机理还包括调节内源性胰岛素分泌、减轻胰岛素抵抗。因此，中药治疗不仅可以辅助降糖，改善症状，而且可以延缓糖尿病慢性并发症的发生。

## 中药的正确选择

　　糖尿病患者应用中药治疗糖尿病前，应找中医师明确自己的体质类型，根据自己的体质和病情辨证施药，才能取得中药特有的疗效。一定不要轻信一些没有经过证实的偏方或者自行将几种中药材配合使用，否则会适得其反，甚至加重病情。

## 茶的降糖功效

茶叶含有咖啡因、茶碱、茶多酚、茶多糖、儿茶素、葛根黄酮、芳香油、蛋白质、氨基酸、多种维生素和钙、磷、铁等多种矿物质。茶叶中的茶多酚、茶多糖、儿茶素、葛根黄酮是世界公认的可以调理糖尿病的特殊物质。有的茶对改善微循环、增强免疫力、调节血脂，特别是对糖尿病引起的心、脑、肾、眼底及皮肤等并发症有预防作用。

糖尿病患者一日内可泡数次茶饮用，使茶叶的有效成分在体内保持足够的浓度。饮茶的同时，可以吃些南瓜，可增强饮茶的降糖效果。

## 饮茶禁忌

### 1. 宜淡不宜浓

茶水过浓，可导致大便秘结，这是糖尿病患者的大忌。

### 2. 宜冷不宜热

茶叶中含有能促进胰岛素合成的物质，还含有能降低血糖的多糖类物质，这些物质在温度高的开水里浸泡即被分解破坏，失去降糖效果。

### 3. 宜少不宜多

大量饮茶易使糖尿病患者过度兴奋，会出现血糖升高，尿糖增加。

### 4. 宜早不宜晚

茶叶中含有的咖啡因可兴奋大脑皮层，早饮可以提神醒脑，提高工作效率，如果喝得过晚，会影响晚上睡眠，造成夜间失眠。有失眠症状的糖尿病患者，更宜早饮茶。

## 尽量不喝的饮品

白酒，啤酒，麦乳精，蜂蜜，碳酸饮料，果汁饮品。

## 适量少喝的饮品

花茶，全脂速溶奶粉，杏仁露，黄酒，糯米酒，红葡萄酒。

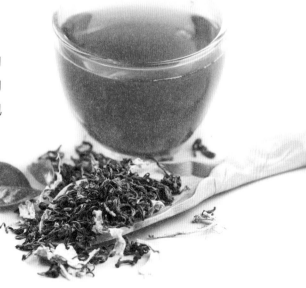

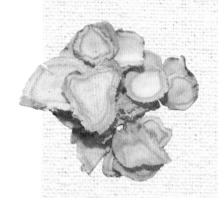

# 人参 可刺激胰岛素的分泌

| 降糖关键词 | 人参提取物 |
|---|---|
| 单次适宜吃多少 | 单次1~1.5克（研成末）为宜 |

人参提取物能明显降低四氧嘧啶引起的高血糖；人参总皂苷可以刺激胰腺释放胰岛素，也可促进葡萄糖引起的胰岛素释放。

## 用法宜忌

1. 忌用铁质炊具煎煮人参，否则会降低人参的滋补功效；宜用砂锅煎煮。

2. 食用人参时要去芦头，不然会导致呕吐。

## 食用宜忌

避免连续食用及过量食用人参，易出现失眠、头痛、皮疹瘙痒、腹泻、水肿及血压升高的副作用。

### 推荐降糖食谱

## 鸡块人参汤

**材料** 鸡块 500 克，人参 1 克。
**调料** 葱段、姜块、盐、料酒各适量。
**做法**

❶ 将鸡块洗净，入沸水中焯透，捞出；人参洗净。

❷ 砂锅内倒入适量温水，置火上，放入鸡块、人参、葱段、姜块、料酒，大火烧开后转小火炖至鸡块肉烂，用盐调味即可。

### 营 养 档 案

**性味归经**

性温，味甘、微苦，归脾、肺、心经。

**营养功效**

人参主要含有多种氨基酸、维生素 $B_1$、维生素 $B_2$、泛酸、烟酸、蛋白质合成促进因子，以及人参皂苷、人参多肽等营养成分，具有调节神经系统功能、增强心肌功能、增强性机能、利尿、抑制癌症等功效。

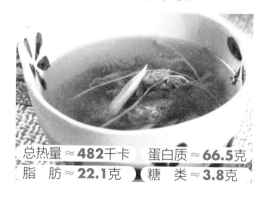

总热量 ≈ **482千卡**　蛋白质 ≈ **66.5克**
脂　肪 ≈ **22.1克**　糖　类 ≈ **3.8克**

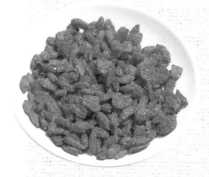

# 枸杞 增强 2 型糖尿病患者胰岛素的敏感性

| 降糖关键词 | 枸杞多糖 |
|---|---|
| 单次适宜吃多少 | 单次不超过 20 克为宜 |

枸杞含有的枸杞多糖能增强 2 型糖尿病患者胰岛素的敏感性，增加肝糖原的储备，降低血糖水平。

## 用法宜忌

1. 烹饪枸杞子时，应该在起锅之前加入枸杞，以免损失营养物质。

2. 枸杞一年四季皆可食用，夏季宜泡茶，冬季宜煮粥。

## 食用宜忌

1. 脾虚泄泻的人禁食枸杞。

2. 枸杞性温，患有高血压、性情急躁的人宜少吃枸杞。

### 营养档案

性味归经 ————
性温，味甘，归肝、肾经。

营养功效 ————
枸杞含有维生素 $B_1$、维生素 $B_2$、维生素 C、胡萝卜素、烟酸、甜菜碱、玉米黄素、钙、磷、铁、有机锗、β-谷甾醇、酸浆果红素、亚油酸及 14 种氨基酸等。具有缓解神经衰弱、保护肝脏、治疗肾虚等功效。

### 推荐降糖食谱

## 枸杞牛肉

**材料** 牛肉 100 克，枸杞子 20 克，鸡蛋 1 个（约 60 克）。

**调料** 葱段、姜片、盐、味精、淀粉、花椒粒、料酒、清汤、醋各适量，植物油 10 克。

**做法**

❶ 将牛肉洗净，切块；鸡蛋磕入碗内，加淀粉搅成糊，放入牛肉上浆；枸杞子分成两份，一份用水煎煮 2 次，提取浓缩液 30 毫升；另一份洗净蒸熟。

❷ 锅置火上，倒入植物油，待油温烧至五成热，放入浆好的牛肉块煎至金黄色；取小碗，加清汤、盐、味精、料酒调匀，做成调味汁。

❸ 将葱段、姜片、花椒粒、蒸熟的枸杞子、牛肉块放入大碗内，淋上调味汁，大火蒸 30~40 分钟，取出，将肉块盛于盘中，挑去原汤中的葱段、姜片、花椒粒，倒入锅内，加醋和枸杞子浓液搅匀，将汤烧沸后淋在肉块上即可。

总热量 ≈ **239** 千卡　　蛋白质 ≈ **29.7** 克
脂　肪 ≈ **8.5** 克　　糖　类 ≈ **14.5** 克

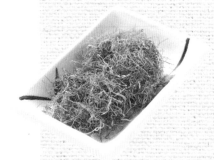

# 玉米须 辅助降糖

| 降糖关键词 | 皂苷类物质 |
|---|---|
| 单次适宜吃多少 | 单次 50 克为宜 |

玉米须是一味治疗糖尿病的良药。中国南方地区的人们就常用玉米须加瘦猪肉煮汤来治疗糖尿病，这在《岭南采药录》中就有记录。有研究指出，可能是玉米须中的皂苷类物质发挥了降糖作用。

## 用法宜忌

玉米须适宜急慢性肾炎、肾病综合征水肿、急慢性尿道炎、膀胱炎、尿路结石、急慢性胆囊炎、胆结石、黄疸、肝炎、糖尿病患者及脚气病患者食用。

### 营养档案

**性味归经** ————
性平，味甘，归肝、肾、膀胱经。

**营养功效**
玉米须含有挥发油、树胶样物质、树脂、苦味糖苷、皂苷、生物碱、隐黄素、维生素C、泛酸、肌醇、维生素K、谷甾醇、豆甾醇、苹果酸、柠檬酸、酒石酸、草酸等营养成分。具有利尿、降压、降血糖、利胆和止血等功效。

## 食用宜忌

玉米须性平和，味甘淡，诸无所忌。

### 推荐降糖食谱

## 玉米须香蕉皮饮

**材料** 玉米须、香蕉皮各 50 克。
**做法**
❶ 玉米须和香蕉皮洗净，切碎。
❷ 砂锅中倒入 600 毫升温水置火上，放入玉米须和香蕉皮，大火烧沸，转小火浓煎成 300 毫升，用干净的纱布过滤，去渣取汁即可。

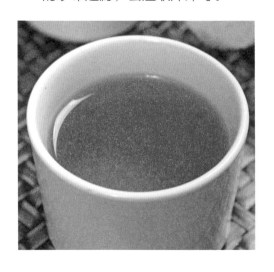

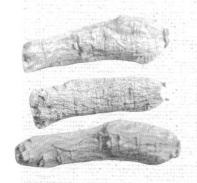

# 西洋参 降低过高的血糖水平，升高低血糖

| 降糖关键词 | 西洋参皂苷 |
|---|---|
| 单次适宜吃多少 | 单次不超过 5 克为宜 |

西洋参含有西洋参皂苷。西洋参皂苷对人体血糖水平有理想的调节作用，而且这种作用表现为双向性，就是说可以降低过高的血糖水平，升高低血糖。目前很多治疗糖尿病的中药复方都含有西洋参。

## 用法宜忌

1. 西洋参服用量不宜过大，服用时间不宜过长。

2. 忌用铁器煎煮或炒制西洋参。

## 食用宜忌

1. 恶性肿瘤早期患者应慎用西洋参。

2. 中阳衰微、胃有寒湿者忌食西洋参。

**推荐降糖食谱**

## 西洋参茶

**材料** 干西洋参 5 片，开水 500 毫升。
**做法**
❶ 将干西洋参放入杯中，冲入开水，盖上杯盖闷 10 分钟。
❷ 揭盖，凉至温热饮用即可。

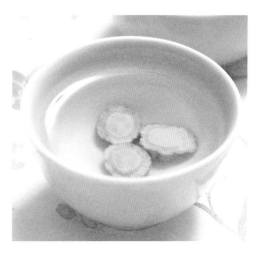

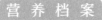

**营 养 档 案**

**性味归经**
性凉，味甘、微苦，归心、肺、肾经。

**营养功效**
西洋参含有多种皂苷、氨基酸、肽类物质、多糖类、挥发油、甾醇、维生素、微量元素等。有强身壮体和镇静的作用，具有益气生津、润肺清热的功效。适用于气阴虚所致的少气、口干、口渴、乏力等症。

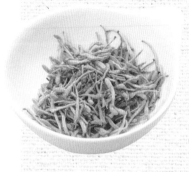

# 金银花 改善机体的胰岛素抵抗

| 降糖关键词 | 绿原酸 |
|---|---|
| 单次适宜吃多少 | 单次 10 克左右为宜 |

金银花所含有的绿原酸，除修复损伤的胰腺 β 细胞外，还能改善机体的胰岛素抵抗，激活受体，增强受体对胰岛素的敏感性。

## 用法宜忌

1. 内服：煎汤,10 克左右；外用：适量，捣敷。

2. 金银花与莲子肉搭配同食，可治疗因热毒内扰大肠而引起的暴泻、痢疾。

## 食用宜忌

脾胃虚寒、有腹泻倾向者忌服。

### 推荐降糖食谱

## 金银花茶

**材料** 金银花 10 克，开水 500 毫升。
**做法**

❶ 将金银花挑去杂质，洗净，沥干水分，倒入杯中，冲入开水。

❷ 盖上杯盖闷 1 分钟，揭盖，凉至温热饮用即可。

### 营养档案

**性味归经** ————
性寒，味甘，归肺、胃经。

**营养功效**
金银花含有绿原酸、肌醇、皂苷、挥发油、黄酮、鞣质、忍冬苷、番木鳖苷、紫丁香苷、忍冬黄素、木犀草苷等，具有较强的抑菌力。具有清热、解毒、凉血、通经活络的功效。主治风热感冒、咽喉肿痛、肺炎、痢疾、蜂窝组织炎等症。

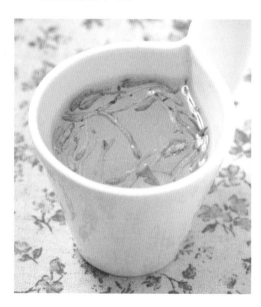

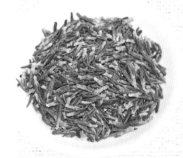

# 莲子心

**调节胰腺 β 细胞分泌胰岛素**

| 降糖关键词 | 莲心碱 |
|---|---|
| 单次适宜吃多少 | 单次 1.5~3 克为宜 |

莲子心含有的莲心碱，能调节胰腺 β 细胞分泌胰岛素，帮助糖尿病患者控制血糖，稳定病情。

## 用法宜忌

莲子心因含有多种生物碱、多种类黄酮，少量使用有清热、降压和强心作用，大量使用则有麻痹心脏的作用。切勿过量使用。

## 食用宜忌

腹泻和脘腹胀闷者不宜饮用。

### 营养档案

**性味归经** ——
性寒，味苦，归心、肺、肾经。

**营养功效** ——
莲子心含莲心碱、异莲心碱、甲基莲心碱、荷叶碱、前荷叶碱、牛角花素、甲基紫堇杷灵、去甲基乌药碱，又含木犀草苷、金丝桃苷、芸香苷等黄酮类物质。具有清热、固精、安神、强心的功效。

### 推荐降糖食谱

## 莲子心茶

**材料** 莲子心 3 克，开水 500 毫升。
**做法**
1. 将莲子心挑去杂质，洗净，沥干水分，倒入杯中。
2. 冲入开水，盖上杯盖闷 1 分钟，揭盖，凉至温热饮用即可。

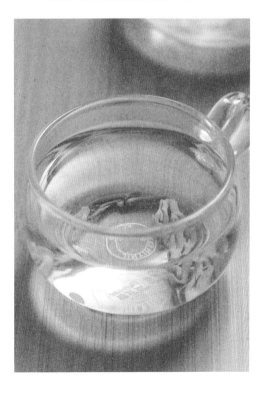

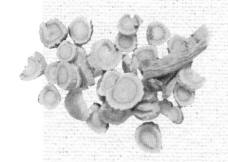

# 黄芪 改善糖耐量异常

| 降糖关键词 | 黄芪多糖 |
|---|---|
| 单次适宜吃多少 | 具体用量需遵从医生指导 |

黄芪含有黄芪多糖。糖尿病患者经口服或腹腔注射黄芪多糖，治疗后体重、血糖和胰岛素抵抗指数均降低，还能改善糖耐量异常，减少腹部脂肪，增加胰岛素敏感性，但不影响胰岛素分泌。

## 用法宜忌

1. 加工黄芪切片时不宜浸泡过久，用水淋湿即可，浸泡过软则不易切片。

2. 黄芪不宜与萝卜搭配烹调，两者同食有损健康。

### 营养档案

**性味归经** ————
性微温，味甘，归脾、肺经。

**营养功效** ————
黄芪的主要成分是生物碱、黄芪多糖、叶酸、胆碱、氨基酸等，能治疗肾炎、调理心脑血管疾病，对血压、血糖、心血管和胃肠功能具有一定的调节作用。

## 食用宜忌

1. 有感冒发烧、胸腹满闷者不宜服用黄芪。

2. 患有肺结核病的人，有口干唇燥、咳血、发热等症状者，不宜单独服用黄芪。

### 推荐降糖食谱

## 黄芪鲫鱼汤

**材料** 黄芪15克，鲫鱼1条（约200克），红枣4颗。

**调料** 葱花、姜片、蒜片、料酒、盐、味精各适量，植物油4克。

**做法**

❶ 将鲫鱼去鳞，除鳃和内脏，洗净；黄芪润湿，切片。

❷ 锅中倒入适量植物油，待油温烧至五成热，放入鲫鱼煎至两面微黄，加葱花、姜片和蒜片煸香。

❸ 淋入料酒和适量清水，放入黄芪和红枣大火烧沸，转小火煮1小时，用盐和味精调味即可。

| 总热量 ≈ **234千卡** | 蛋白质 ≈ **22.1克** |
|---|---|
| 脂 肪 ≈ **6.9克** | 糖 类 ≈ **19.5克** |

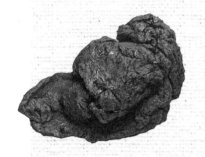

# 地黄 辅助降血糖，调理并发症

| 降糖关键词 | 苷类物质 地黄寡糖 |
|---|---|
| 单次适宜吃多少 | 具体用量需遵从医生指导 |

地黄含有多种苷类物质，这些苷类物质可辅助降血糖、调理糖尿病性肾病和糖尿病视网膜病变。地黄还含有地黄寡糖，能降低血糖，改善糖尿病症状。

## 用法宜忌

地黄忌与葱、蒜、萝卜及猪血同食。

### 营 养 档 案

**性味归经**

生地黄：性微寒，味甘、苦，归心、肝、肾经；熟地黄：性温，味甘，归肝、肾经。

**营养功效**

地黄含有苷类物质、地黄寡糖、氨基酸等。生地黄具有滋阴清热、凉血补血的功效，主治热病烦渴、内热消渴、吐血、崩漏、尿血、便血、血虚萎黄、眩晕心悸、血少经闭等。熟地黄具有益精填髓、补血滋润的功效，主治眩晕心悸、月经不调、肝肾阴亏、潮热盗汗、遗精阳痿、不孕不育、腰膝酸软、耳鸣耳聋、须发早白、消渴、便秘、肾虚喘促。

## 食用宜忌

1. 胃虚食少、脾虚泄泻、胸膈多痰者慎服生地黄。

2. 气滞痰多、脾胃虚弱、腹满便溏者忌服熟地黄。

### 推荐降糖食谱

## 生地益母草粥

**材料** 鲜生地黄汁 40 克，鲜益母草汁 10 克，大米 100 克。

**做法**

❶ 将大米淘洗干净。

❷ 砂锅内倒入适量温水置火上，放入大米煮至米粒熟烂的稀粥，加入鲜生地黄汁和鲜益母草汁搅匀，煮至再次沸腾即可。

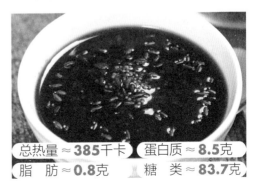

| 总热量 ≈ **385千卡** | 蛋白质 ≈ **8.5克** |
|---|---|
| 脂 肪 ≈ **0.8克** | 糖 类 ≈ **83.7克** |

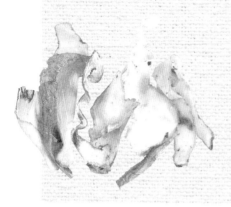

# 玉竹 消除胰岛素抵抗

| 降糖关键词 | 铃兰苷　山柰酚　槲皮苷 |
|---|---|
| 单次适宜吃多少 | 具体用量需听从医生指导 |

玉竹含有铃兰苷、山柰酚、槲皮苷等生物活性物质，可消除胰岛素抵抗、平衡胰腺功能、修复胰腺细胞、增加胰岛素的敏感性。

## 用法宜忌

1. 阴虚有热宜生用，热不甚者宜制用。

2. 玉竹适宜体质虚弱、免疫力降低、阴虚燥热、食欲不振、肥胖的人服用。

## 食用宜忌

脾虚便溏者慎服，痰湿内蕴者禁服。

### 营养档案

性味归经 ————
性平，味甘，归肺、胃经。

营养功效 ————
玉竹含有铃兰苷、山柰酚、槲皮苷、玉竹多糖、维生素 $B_1$、维生素 C 等。玉竹具有养胃生津、滋阴润肺的功效，主治燥咳、劳嗽、咽干口渴、内热消渴、头昏眩晕、筋脉挛痛等。

### 推荐降糖食谱

## 玉竹麦冬银耳羹

**材料**　玉竹、麦冬各25克，银耳15克。

**做法**

❶ 先将银耳泡发，去蒂，洗净。

❷ 将玉竹、麦冬和银耳同入砂锅中，加适量水，煎煮取汤饮用，每日1剂，分2次服食即可。

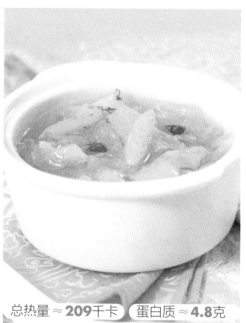

| 总热量 ≈ **209千卡** | 蛋白质 ≈ **4.8克** |
|---|---|
| 脂　肪 ≈ **1.9克** | 糖　类 ≈ **40.2克** |

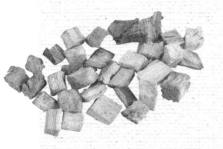

# 葛根 快速、平稳且持久地降糖

| 降糖关键词 | 黄酮类物质 |
|---|---|
| 单次适宜吃多少 | 具体用量需听从医生指导 |

葛根含有的黄酮类物质可快速、平稳且持久地降低血糖和尿糖，并可有效预防糖尿病并发症。

## 用法宜忌

1. 葛根不可多服，以免伤胃气。

2. 内服：煎汤或捣汁；外用：适量，捣敷。

## 食用宜忌

葛根性凉，易引起呕吐，胃寒者应慎用葛根。

### 营养档案

**性味归经** ————
性凉，味甘、辛，归脾、胃、肺、膀胱经。

**营养功效**
葛根含有大豆黄酮、葛根素、芒柄花素等异黄酮类物质。具有解肌退热、发表透疹、生津止渴、升阳止泻的功效。主治外感发热、头颈强痛、高血压、冠心病、麻疹初起疹出不畅、温病口渴、消渴病、泄泻、痢疾等。

### 推荐降糖食谱

## 葛根鲫鱼汤

**材料** 鲫鱼 400 克，葛根 50 克，猪排骨 100 克。

**调料** 大枣、植物油、盐各适量。

**做法**

❶ 将鲫鱼去鳞及内脏，洗净，抹干水分，放入油锅中，煎至色黄；排骨放入沸水中大火煮 3 分钟，捞出沥水；葛根去皮，切厚块，入水中浸软，洗净；将大枣洗净。

❷ 锅置大火上，加适量水烧沸，下入所有材料，中火烧 45 分钟，加盐调味即可。

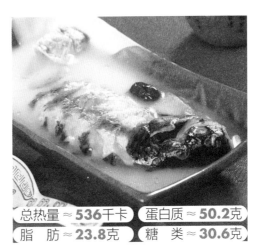

| 总热量 ≈ **536千卡** | 蛋白质 ≈ **50.2克** |
|---|---|
| 脂 肪 ≈ **23.8克** | 糖 类 ≈ **30.6克** |

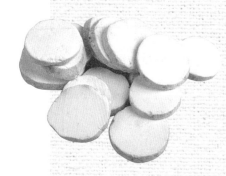

# 淮山药 历史悠久的降糖食材

| 降糖关键词 | 山药多糖 |
|---|---|
| 单次适宜吃多少 | 具体用量需听从医生指导 |

淮山药含有具降血糖作用的山药多糖，可帮助糖尿病患者降低血糖。中医应用淮山药治疗糖尿病的历史悠久。

## 用法宜忌

1. 补阴，宜生用；健脾止泻，宜炒黄用。

2. 服食淮山药期间不宜吃生葱，否则会降低淮山药的药效。

## 食用宜忌

湿盛中满或有实邪、积滞者禁服淮山药。

### 营养档案

**性味归经**

性平，味甘，归肺、脾、肾经。

**营养功效**

淮山药含有甘露聚糖、植酸、胆碱、多巴胺、山药碱，以及10余种氨基酸、糖蛋白、多酚氧化酶。具有补脾养胃、生津益肺、补肾涩精的功效。可用于脾虚食少、久泻不止、肺虚喘咳、肾虚遗精、虚热消渴的调养。

### 推荐降糖食谱

## 山药红小豆粥

**材料** 淮山药 50 克，红小豆 30 克。

**调料** 盐适量。

**做法**

❶ 将红小豆淘洗干净，用清水浸泡 6 小时；淮山药去皮，洗净，切块。

❷ 砂锅内倒入适量温水置火上，放入红小豆和淮山药煮至红小豆熟烂，加盐调味即可。

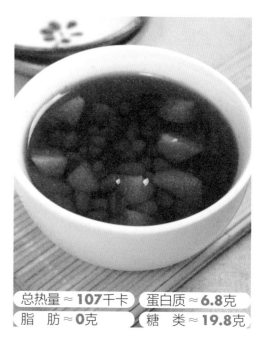

| 总热量 ≈ **107千卡** | 蛋白质 ≈ **6.8克** |
|---|---|
| 脂 肪 ≈ **0克** | 糖 类 ≈ **19.8克** |

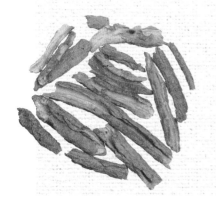

# 地骨皮
## 缓解多饮、身体消瘦等症状

| 降糖关键词 | 生物碱 |
|---|---|
| 单次适宜吃多少 | 具体用量需听从医生指导 |

地骨皮含有生物碱，对胰腺 β 细胞的结构损害有一定的减轻作用。可缓解糖尿病引起的多饮、身体消瘦等症状。

## 用法宜忌

地骨皮忌用铁器煎煮，否则会降低其药效。

## 食用宜忌

虚劳火旺且脾胃薄弱、食少泄泻者宜减量服用。

### 营养档案

**性味归经**
性寒，味甘，归肺、肾经。

**营养功效**
地骨皮含有甜菜碱、枸杞酰胺、β-谷甾醇、亚油酸、香草酸等。地骨皮具有清虚热、泻肺火的功效。主治阴虚潮热、小儿疳积发热、肺热喘咳、吐血、衄血、尿血等症。

### 推荐降糖食谱

## 地骨皮粥

**材料** 地骨皮 15 克，大米 100 克。
**做法**
① 将地骨皮洗净；大米淘洗干净。
② 砂锅内倒入适量温水置火上，放入地骨皮和大米煮至米粒熟烂的稠粥即可。

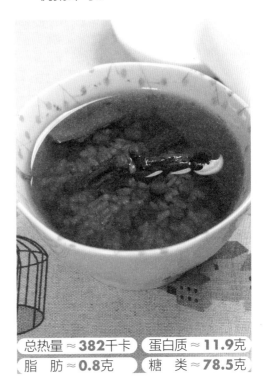

| 总热量 ≈ **382千卡** | 蛋白质 ≈ **11.9克** |
|---|---|
| 脂 肪 ≈ **0.8克** | 糖 类 ≈ **78.5克** |

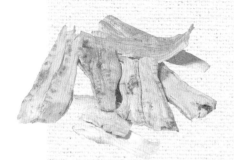

# 桔梗 具有较为显著的降糖效果

| 降糖关键词 | 桔梗皂苷 |
|---|---|
| 单次适宜吃多少 | 具体用量需听从医生指导 |

桔梗含有的桔梗皂苷具有较为显著的降糖效果，还能增加肝糖原的储备、抑制食物性血糖上升。

## 用法宜忌

内服：煎汤或入丸、散剂；外用：适量，烧灰研末敷。

## 食用宜忌

阴虚久嗽、气逆及咳血者忌服食桔梗。

### 营养档案

**性味归经** ———————
性平，味苦、辛，归肺、胃经。

**营养功效**
桔梗含有桔梗皂苷、远志皂苷、氨基酸等。具有利咽、祛痰、宣肺、排脓等功效。主治咳嗽痰多、咽喉肿痛、肋痛胀满、痢疾腹痛。

### 推荐降糖食谱

## 桔梗冬瓜汤

**材料** 桔梗 5 克，带皮冬瓜 150 克。
**调料** 盐适量，香油 1 克。

**做法**

❶ 将桔梗洗净；冬瓜去瓤和籽，洗净，切块。

❷ 砂锅内倒入适量温水置火上，放入桔梗和冬瓜煮至冬瓜块熟透，用盐调味，淋上香油即可。

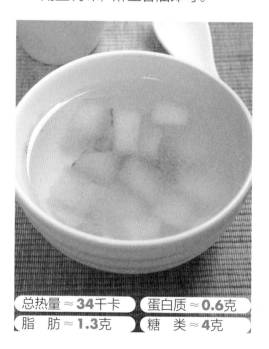

| 总热量 ≈ **34千卡** | 蛋白质 ≈ **0.6克** |
|---|---|
| 脂 肪 ≈ **1.3克** | 糖 类 ≈ **4克** |

# 战胜糖尿病的黄金饮食法则

糖尿病患者应该怎么吃，是糖尿病患者关心的话题之一。因为吃少了肚子容易饿，吃多了血糖容易升高，饮食不规律容易引发低血糖或血糖波动。到底怎样的饮食才合理呢？专家为你提出黄金饮食法则。

## 法则一：控制饮食，合理供给全天热量

糖尿病患者必须进行饮食控制，也就是控制每天的总热量，以达到或维持理想体重。每一位糖尿病患者所需热量的多少，与其身高、体重、年龄、性别、劳动强度有密切关系。例如，一个中等活动量的成年人，平均每日每千克标准体重需热量 25 千卡。但也要视每个病人的具体体重情况和活动量来灵活调整。

## 法则二：饮食多样化，平衡膳食

食物多样化、平衡膳食是一种科学的、合理的膳食方式，这种膳食方式所提供的热能和各种营养素不仅全面，而且膳食的供给和人体的需要可保持平衡，既不过剩也不欠缺。糖尿病人饮食宜清淡，控制盐分，一个成年人每天食盐摄入量应不超过 5 克。

## 法则三：选择优质蛋白质

糖尿病患者膳食中蛋白质的供给应充足。乳制品、蛋、瘦肉、鱼、虾、豆制品含蛋白质较丰富。蛋白质应占总热能的 15%～20%。优质蛋白质的主要来源有牛奶、大豆及大豆制品、鱼肉、虾等。每周可以吃两次鱼肉，每天喝酸奶或者牛奶。当合并肾脏疾病时，由于高蛋白饮食可加重肾小球病变，应在营养师的指导下合理安排每日膳食的蛋白质摄入量。

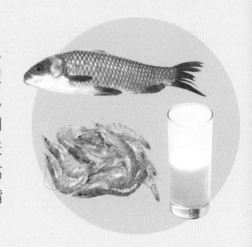

## 法则四：限制脂肪的摄入量

血液中脂肪过多，或是身体积存过多脂肪，胰岛素不仅分泌量下降，而且作用也减弱，以致无法把糖分送达细胞内。糖分在血液中累积，很容易引起血糖升高。因此，糖尿病患者应少吃油炸食物、油煎食物、猪皮、猪头肉、肥肉、蟹黄等。烹调方式应多选择炖、煮、拌、蒸等少油的做法。

## 法则五：多摄取膳食纤维

研究证实，膳食纤维在一定程度上可以减缓食物在胃肠道消化和吸收的速度，使糖分的吸收维持缓慢而稳定的状态，胰岛素缓慢释放，使血糖维持较正常的浓度。因此，主张糖尿病患者饮食中要增加膳食纤维的量，建议每天摄入25～30克。全麦、大麦、燕麦、豆类、蔬菜、水果都是很好的膳食纤维来源。

## 法则六：定时定量，少量多餐

糖尿病患者大量进餐后，血糖容易升高，因此将3餐分为4～6餐比较合理，除了正常三餐外，中午10点和下午3点可以分别加餐。但加餐就要相应减少正餐的进食量，这样身体不会多储存热量，还利于减肥。

## 法则七：合理饮水，限制饮酒

糖尿病患者多尿，但不能控制饮水，应合理饮水，每天2000毫升左右，能补充体内失水，还有改善血运、促进循环、增加代谢及消除酮体等作用。

酒精能产生大量的热量，对血糖的监测有较大影响，使血糖发生波动。糖尿病患者应限制饮酒，血糖控制好的患者，可以每周饮酒1～2次，每次饮酒量为白酒2小杯或啤酒1大杯。

## 法则八：借鉴神奇的地中海饮食结构

在欧洲地中海沿岸的意大利、西班牙、希腊等国居民寿命普遍很长，很少患糖尿病、高血压、心脏病等心血管疾病。研究表明，这与当地的饮食结构有关，糖尿病患者不妨多借鉴一下：

1. 多食用新鲜的果蔬，少吃加工食品；

2. 每天食用适量的牛奶、奶酪，并有饮红酒的习惯；

3. 肉类以鱼肉、禽类、蛋类为主。

4. 食用油以橄榄油（植物油）为主。

# 有效降糖的 12 种营养素

| 钙：促进胰岛素的正常分泌 | |
| --- | --- |
| 推荐摄入量 | 成年人每天摄入 800 毫克 |
| 降糖原理 | 钙有负责传达"分泌胰岛素"的信息的作用，当血糖升高时，身体就需要胰岛素来进行调节，这时钙将传达这个信息给胰腺，让它开始分泌胰岛素，如果人体缺乏钙质，就无法完成传达信息的功能，胰岛素的分泌就会失常，血糖值就会升高 |
| 功能 | 构成骨骼与牙齿的主要元素，调节细胞和毛细血管的通透性，促进体内多种酶的活性，维持肌肉神经的正常兴奋性，帮助血液凝集，维持心律 |
| 缺乏时的表现 | 骨质疏松、易骨折，驼背，身高降低，经常腰酸背痛、腿部抽筋、手足麻木，多汗多尿，记忆力和思维能力减退，智力下降，出现神经衰弱和精神疾病 |
| 富含钙的食物来源 | 虾皮，黑芝麻，白芝麻，泥鳅，芥菜，河蚌，萝卜缨，黑豆，口蘑，牛奶 |

| 镁：促进胰岛素的分泌 | |
| --- | --- |
| 推荐摄入量 | 成年人每天摄入 330 毫克 |
| 降糖原理 | 在糖代谢过程中，镁是不可或缺的元素，镁对促进胰岛素的分泌有重要的作用，如果体内缺乏镁元素，会降低胰岛素刺激葡萄糖的吸收的效果，造成身体对胰岛素反应不佳，导致血糖上升 |
| 功能 | 调节神经和肌肉活动，维护骨骼的生长，辅助钙与钾的吸收，维护胃肠道和激素的功能，参与体内能量的运转，激活多种酶的活性 |
| 缺乏时的表现 | 血清钙下降，造成肌肉无力、抽筋等症状，导致胰岛素抵抗，增加高血压和心脏病的发病率，影响睡眠质量，导致食欲缺乏 |
| 富含镁的食物来源 | 榛子，杏仁，葵花籽，荞麦，花生，黄豆，红小豆，小米，小麦粉 |

## 锌：胰腺制造胰岛素的必要元素

| | |
|---|---|
| 推荐摄入量 | 成年男性每天摄入 12.5 毫克；成年女性每天摄入 7.5 毫克 |
| 降糖原理 | 锌是胰腺制造胰岛素的必要元素，可提高胰岛素原的转化率，升高血清中胰岛素的水平，从而使肌肉和脂肪细胞对葡萄糖的利用大大增强。如果人体缺乏锌元素，则会使胰岛素分泌失常，甚至无法制造，进而影响血糖，引发糖尿病 |
| 功能 | 促进生长发育，促进细胞免疫功能，促进性功能发育，促进维生素 A 吸收，帮助伤口愈合，参与蛋白质的合成与修补 |
| 缺乏时的表现 | 出现厌食、偏食或异食症状，导致精子数量减少，受损伤口不易愈合；身材矮小、瘦弱，易患前列腺炎，易感冒发烧 |
| 富含锌的食物来源 | 山核桃，生蚝，松子，牛肉，章鱼，驴肉，猪肉，榛子，西瓜子，南瓜子 |

## 硒：能够促进葡萄糖的运转

| | |
|---|---|
| 推荐摄入量 | 成年人每天摄入 60 微克 |
| 降糖原理 | 硒能够促进葡萄糖的运转，还能防止胰腺细胞被氧化破坏，修复胰腺细胞，使其功能正常，促进糖分解代谢，降低血糖和尿糖。需要注意的是，摄入过多或过少都不利于糖尿病病情的控制 |
| 功能 | 提高人体免疫力，抗氧化、延缓衰老，参与糖尿病的治疗，保护眼睛，调理心脑血管疾病，保护肝脏 |
| 缺乏时的表现 | 导致未老先衰，引发心肌病及心力衰竭，易发生克山病、大骨节病，易使精神萎靡不振，导致精子活力下降，易患感冒 |
| 富含硒的食物来源 | 海参，蛤蜊，罗非鱼，鳝鱼，鸡腿，牛肉，西瓜子，杏仁 |

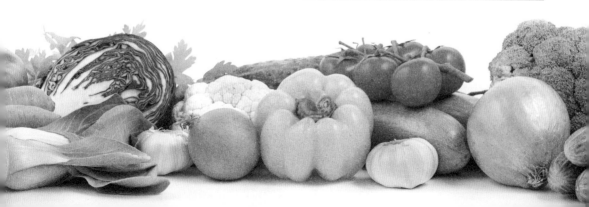

## 铬：重要的血糖调节剂

| 适宜摄入量 | 成年人每天摄入 50 微克 |
|---|---|
| 降糖原理 | 铬能促进胰岛素帮助葡萄糖进入细胞内的过程，是重要的血糖调节剂。当铬缺乏时胰岛素的活性必然下降，致使糖代谢紊乱，表现出血糖升高，继而可发展成糖尿病。补充铬后，糖尿病患者的葡萄糖耐受性就会得到改善 |
| 功能 | 促进胰岛素的分泌，参与糖类的代谢，影响脂肪的代谢，促进蛋白质代谢合成，促进生长发育，维持核酸的稳定 |
| 缺乏时的表现 | 造成动脉粥样硬化，血清胆固醇和三酰甘油（旧称"甘油三酯"）升高，血糖升高，生长迟缓，神经功能障碍（神经病变），氮代谢异常 |
| 富含铬的食物来源 | 牡蛎，鸡肉，牛肉，鸡蛋，土豆，苹果皮，酵母，植物油 |

## 膳食纤维：提高胰岛素的利用率

| 建议摄入量 | 成年人每天摄入 25～30 克 |
|---|---|
| 降糖原理 | 膳食纤维素可提高胰岛素受体的敏感性，提高胰岛素的利用率；而且膳食纤维还能形成网状结构附着于肠黏膜上，延缓小肠对糖类和脂肪的吸收，促进胃排空，减少胰岛素的用量，控制餐后血糖的上升速度 |
| 功能 | 促进肠胃蠕动，增加饱腹感，刺激消化液分泌，降低血脂，通便、利尿、清肠健胃，预防和治疗冠心病 |
| 缺乏时的表现 | 引发便秘，导致肠道内腐败菌生长，易疲劳，皮肤粗糙，口中有异味，头痛 |
| 富含膳食纤维的食物来源 | 玉米面，大麦，黄豆，红薯，红小豆，菠菜，绿豆，西葫芦，芹菜叶，苋菜 |

| 维生素 A：强化葡萄糖耐受性，保护胰腺细胞 | |
| --- | --- |
| 推荐摄入量 | 成年男性每天摄入 800 微克视黄醇当量；成年女性每天摄入 700 微克视黄醇当量 |
| 降糖原理 | 维生素 A 有抗癌的作用，同时可以提高身体免疫力，而且对于视力的保护大有益处；维生素 A 缺乏可能导致 1 型糖尿病的发生和胰腺细胞凋亡；维生素 A 还有助于对抗破坏胰岛素的自由基 |
| 功能 | 调节表皮及角质层新陈代谢，减少皮脂溢出而使皮肤有弹性，有助于免疫系统功能正常，预防夜盲症及视力衰退，促进发育，维护牙齿的健康，有效预防肥胖，保持良好身材 |
| 缺乏时的表现 | 呼吸道易感染，患夜盲症，皮肤干燥容易粗糙，长期缺乏容易引起失明 |
| 富含维生素 A 的食物来源 | 鸡蛋，动物肝，乳酪，全脂牛奶，木瓜，油桃，橙子，橘子，菠菜，红萝卜，番茄，玉米，花生，豆类 |

| 维生素 B₁：参与糖类与脂肪的代谢 | |
| --- | --- |
| 推荐摄入量 | 成年男性每天摄入 1.4 毫克；成年女性每天摄入 1.3 毫克 |
| 降糖原理 | 维生素 $B_1$ 可以参与糖类与脂肪的代谢，能够帮助葡萄糖转变成能量，控制血糖升高。此外，维生素 $B_1$ 还可以维持微血管健康，预防因高血糖所致的细胞代谢紊乱，避免并发微血管病变和肾病 |
| 功能 | 促进成长，帮助消化，改善精神状况，维持神经组织、肌肉、心脏的正常活动，可缓解牙科手术后的疼痛 |
| 缺乏时的表现 | 脚气病，食欲缺乏，胃肠疾病，头发干枯，注意力不集中，记忆力减退，心脏肥大，易怒，神经质 |
| 富含维生素 B₁ 的食物来源 | 猪肉，鸡肉，绿豆，花生，小米，燕麦，松子，菠菜，白菜 |

## 维生素 C：提高组织对胰岛素的敏感性

| 推荐摄入量 | 成年人每天摄入 100 毫克 |
|---|---|
| 降糖原理 | 维生素 C 可促使胰岛素分泌，提高组织对胰岛素的敏感性，有助于血糖的稳定，使血糖下降；维生素 C 还可以抑制醛糖还原酶的作用，可以延缓或改善糖尿病心、脑、肾、血管病变及周围神经病变的发生 |
| 功能 | 促进胶原蛋白的合成，治疗坏血病；预防牙龈萎缩、出血，预防动脉硬化，保护其他抗氧化剂，提高人体的免疫力 |
| 缺乏时的表现 | 生长迟缓、发育不良，骨骼发育不全，肌肉关节酸痛，皮肤干燥，牙齿易松动、脱落，皮肤瘀点、瘀斑 |
| 富含维生素 C 的食物来源 | 柑橘，红果，草莓，苦瓜，菜花，猕猴桃，番石榴，苋菜，芦笋，芥菜 |

## 维生素 E：保护胰腺细胞免受自由基的侵害

| 适宜摄入量 | 成年人每天摄入 14 毫克 |
|---|---|
| 降糖原理 | 维生素 E 是一种天然的脂溶性抗氧化剂，能清除自由基，保护胰腺细胞免受自由基的侵害，同时改善机体对胰岛素的敏感性。维生素 E 可通过促使前列腺素合成、抑制血栓素生成等，改善机体血液的高凝状态，减轻动脉硬化及微血管病变 |
| 功能 | 降低患心脏病的概率，提高生育能力，预防毛细血管出血，缓解更年期综合征，祛斑养颜，防止血栓形成 |
| 缺乏时的表现 | 躁动不安，性能力低下，头发分叉，色斑，牙齿发黄，前列腺肥大，不育症 |
| 富含维生素 E 的食物来源 | 香油，核桃，松子，芝麻，桑葚，玉米油，口蘑，玉米 |

## α-亚麻酸：阻止饱和脂肪酸对胰岛素的破坏

| 建议摄入量 | 成年人每天摄入 800～1000 毫克 |
|---|---|
| 降糖原理 | α-亚麻酸是源于天然植物的多不饱和脂肪酸，它能阻止饱和脂肪酸对胰岛素的抢占作用，还可降低靶细胞对胰岛素的抵抗，提高细胞膜上胰岛素受体的敏感度，减少胰岛素的拮抗性；保护机体器官免受富含动物脂肪饮食的损害，增强胰腺细胞分裂，促进胰岛素分泌；控制蛋白质合成转化，避免蛋白质过量导致的肾脏受损，从而有效调理糖尿病及其并发症 |
| 功能 | 预防心肌梗死，降低血黏度，增加血液携氧量，稳定血糖，降血压，调节血脂，强化脑细胞，增强智力，有抗炎作用 |
| 缺乏时的表现 | 感觉异常，肌肉松弛无力，视觉模糊，容易患皮肤病 |
| 富含 α-亚麻酸的食物来源 | 核桃，亚麻籽，开心果，榛子，蚕蛹，深海鱼，大豆，燕麦，葵花籽油，橄榄油，豆油等 |

## ω-3 脂肪酸：使葡萄糖处于平衡状态

| 建议摄入量 | 成年人每天摄入 800～1000 毫克 |
|---|---|
| 降糖原理 | ω-3 脂肪酸会使细胞膜的活性增强，而活性强的细胞膜其表面形成胰岛素受体的数量也多，因而对胰岛素表现得十分敏感，从而能加大血糖的消耗或将血糖转化为糖原，使人体血液中的葡萄糖始终处于平衡状态，能大大减少糖尿病患者的血糖波动，对治疗糖尿病有一定的效果 |
| 功能 | 降低血压和胆固醇，降低心血管疾病的发病率，减轻关节僵硬和关节疼痛，减轻抑郁症状，有助于婴幼儿的视力及神经发育，预防骨质疏松 |
| 缺乏时的表现 | 生长发育速率降低，肠胃道及肝、肾功能异常，血小板功能失常，易感染，血脂及体脂组成异常 |
| 富含 ω-3 脂肪酸的食物来源 | 金枪鱼，旗鱼，鲭鱼，鲱鱼，大马哈鱼，玉米油，葵花籽油，花生油 |

# 走出糖尿病患者常见生活误区

关于糖尿病，人们往往存在很多错误的认识，糖尿病患者一定要避免走入下面这些常见的认识误区。

## 误区一："无糖食品"可以多吃

所谓的"无糖食品"，只是不添加有甜味的食糖而已，本身仍由含有淀粉的食物制作而成，如果不加节制地大量食用，仍会导致血糖升高且不易控制。事实上，在现实生活中很难找到真正的"无糖"食品。因此，对于"无糖食品"，我们应该有清醒的认识，应该理智地加以选择。不应一味地选择所谓的"无糖食品"，而应选择血糖生成指数低、热量低的食品。

## 误区二：水果含糖分，不能吃

水果中含有大量维生素、膳食纤维、矿物质和植物化学物质，这些对糖尿病患者有益。水果含的糖分有葡萄糖、果糖和蔗糖，其中果糖在代谢时不需要胰岛素参与，所以糖尿病患者在血糖已获控制后不要一概排斥水果。

糖尿病患者如果空腹血糖控制在6~7毫摩尔/升，餐后血糖控制在6~8毫摩尔/升，可以在两餐之间适当地吃一些水果，也可以在用正餐时和主食进行交换，适当减少主食的摄入量，以水果为补充。不过最好能根据血糖生成指数的高低来选择水果。

## 误区三：糖吃多了才会得糖尿病

吃多少糖和糖尿病没有必然的直接关系，肥胖、运动不足、遗传、摄取过多高热量和高脂肪食物，这些才是患糖尿病的主要原因。不过，白糖、果糖、冰糖等是糖类的主要来源，患糖尿病的人应该加以控制。

## 误区四：少吃饭，饿一饿，就能控制血糖

很多糖尿病患者认为得了糖尿病就应采用"饥饿疗法"，就是少吃饭，主要是少吃主食。其实，这是对饮食控制的一种误解。糖尿病饮食治疗是因人而异地控制饮食总热量，维持合理的饮食结构，而不是单纯地挨饿或不吃主食。长期采取"饥饿疗法"还会引起多种营养素的缺乏，使人体的抵抗力下降，增加患病的机会。

## 误区五：注射胰岛素后，就不用控制饮食了

这种观点是错误的，糖尿病是终身的，现在还没有药物可以根治糖尿病。胰岛素治疗的目的只是为了平稳地控制血糖，胰岛素的使用量必须在饮食固定的基础上才可以调整。如果不控制饮食、不忌口，血糖会更加不稳定，会忽高忽低。因此，胰岛素治疗不但需要配合饮食治疗，而且非常重要。

## 误区六：糖尿病有"口渴、多尿"的症状，要控制饮水

糖尿病友们常有这样的错误认识，认为患糖尿病后应该控制喝水。其实，喝水多是体内缺水的表现，是人体的一种保护性反应，患糖尿病后控制喝水不但不能治疗糖尿病，反而使糖尿病更加严重，可引起酮症酸中毒或高渗性昏迷，是非常危险的。喝水有利于体内代谢毒物的排泄，还能预防糖尿病酮症酸中毒。

## 误区七：糖尿病治不好，生活中太在意也没有用

糖尿病是可以控制的，饮食、运动、药物是控制糖尿病的三大基础。只要自己重视，配合医生的意见，按时吃药，适当运动，安排好日常饮食，糖尿病患者一样可以健康生活、快乐长寿，而不应该气馁、有"破罐子破摔"的心态。

## 误区八：植物油相对健康，多吃也无妨

有些糖尿病患者认为，植物油中含有大量的不饱和脂肪酸，对病情控制有益，不需控制其摄入量。其实，植物油同样也是脂肪，热量仍然很高，如果不加以控制，很容易超过每日规定的总热量。脂肪摄入过多同样可以升高血糖，不利于病情控制。因此，营养专家提出，正常人每天植物油的摄入量应在25克以下，糖尿病患者及患有胰岛素抵抗综合征的病人应限制在20克以下。

# 学会自我监测血糖，
# 正确使用血糖仪

监测血糖是糖尿病患者必须定期做的功课，它是检验病情控制好坏的金标准。但是在检测血糖中，有许多的学问并不为糖尿病患者所熟识。

## 哪些患者应经常监测血糖

1. 刚确诊的糖尿病患者；
2. 血糖控制不好的患者；
3. 发生过低血糖的患者；
4. 使用胰岛素治疗的患者；
5. 更换过药物或调整过用药剂量的患者；
6. 妊娠糖尿病患者；
7. 出现生病、手术、外出旅行、激动等情况的糖尿病患者。

## 小型血糖仪轻松测血糖

诊断明确的糖尿病患者，完全可以使用质量合格的血糖仪自测血糖、观察病情。只要操作正确，血糖仪监测的血糖值一般都是准确的。小型的血糖仪很容易买到，操作也比较简单，不到1分钟的时间就能看到结果。患者应该定期进行血糖的自我监测。如果通过自我监测发现血糖水平较高，或波动较大，或者有不适的感觉，则

应该随时到医院就诊，让医生为自己调整治疗方案。

## 使用血糖仪测血糖的操作方法

1. 调整血糖仪的代码，使其与您所使用的试纸的代码相同，因为不同时间购买的试纸有不同的代码。
2. 洗手并擦干，酒精消毒准备采血的手指。
3. 手臂下垂30秒，以便使血液充分流到手指。
4. 将采血针头装入采血笔中，将采血笔贴在手指侧面，按下弹射按钮刺破手指，取一大滴血。
5. 将血滴在血糖试纸上。
6. 把血糖试纸插入血糖仪中。但有的血糖仪是先将试纸插入血糖仪中，再将血滴在试纸上，这就需要患者仔细阅读血糖仪的使用说明。
7. 几十秒钟后，从血糖仪上读取血糖值。
8. 记下血糖值和检测时间。

## 操作血糖仪的注意事项

1. 采血前应用温水洗手并擦干，以防止糖尿病患者手部接触了过甜的东西影响血糖值。

2. 让采血的手指下垂30秒，用酒精消毒手指，并等待其晾干。

3. 在指端两侧部位采血（此部位神经末梢分布较少，疼痛较轻）。

4. 不要涂血，以免手上的油脂影响血糖值。

5. 避免触摸到试纸的测试区和采血区。

6. 避免检测时血糖仪发生倾斜或移动。

## 多长时间查一次血糖合适

做自我血糖监测的患者，多长时间查一次血糖要根据自己的病情来定。

1. 初发病或需调整口服降糖药的患者，每周至少测4次，每次选三餐前空腹、三餐后2小时和睡前等几个时间点。

2. 病情稳定者，每月测6~8次，每次选不同的时间点。如果遇上旅行、感冒发烧等易造成血糖不稳定的情况时，应该增加血糖的检测次数，选择不同的时间点，每天测3~4次。

3. 血糖波动大、病情不稳定的患者，或使用胰岛素控制血糖而需要对胰岛素用量进行调整的患者，应该监测全天的血糖谱，包括三餐前空腹、三餐后2小时和睡前这几个时间点的血糖，必要时还要加测凌晨2点时的血糖，每2~4天测1次全天血糖谱。

## 以监测尿糖的形式监测血糖不准确

尿糖与血糖是有差别的，测尿糖不一定能够准确地反映血糖水平。因为血糖要到达一定高浓度才会从尿中漏出，一般血糖要超过180毫克/分升（10毫摩尔/升），尿中才会出现尿糖，只要血糖不超过这个水平，尿糖就是阴性。有些长期血糖水平较高的患者肾糖阈可能还会升高，也就是说血糖超过180毫克/分升（10毫摩尔/升）尿糖仍是阴性。所以，单靠尿糖不能较好地评估糖尿病患者平时血糖控制是否达标。

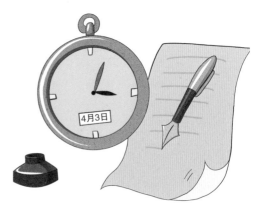

自我监测血糖时应做好记录

# 糖尿病患者须知的用药事项

众所周知，糖尿病患者血糖高应服用降糖药控制高血糖，但是不同口服降糖药的用药时间及用药的一些注意事项常常被患者忽略。患者要了解这些用药事项。

## 不同口服降糖药的用药最佳时间

不同种类的口服降糖药因为其作用机理不同，所以服用的最佳时间也有所不同。

α-糖苷酶抑制剂作为一类新的降糖药，不同于双胍类和磺脲类的降糖药，它通过竞争性抑制小肠刷状缘的α-糖苷酶，来减慢糖的分解和吸收，从而降低餐后血糖。因此，α-糖苷酶抑制剂应在餐前几分钟或与第一口食物一起吃下。

二甲双胍类降糖药因为可以引起明显的胃肠道反应，宜在就餐时服用，它的作用不是促进胰岛素分泌，所以不会影响它的降糖作用。

磺脲类降糖药的作用机理是促进胰腺β细胞分泌胰岛素来降低血糖，所以磺脲类药物均要在餐前30分钟左右服用。糖尿病患者在应用此药长期治疗后，虽然胰腺β细胞分泌胰岛素的能力下降，但降糖作用仍很明显，这是磺脲类药物胰腺外作用的结果。

## 糖尿病患者平时用药的注意事项

1. 糖尿病患者要根据自己的病情，在医生的指导下用药，不可随意用药。

2. 少数糖尿病患者开始服用某一种降糖药时效果良好，但服用一段时间后效果就不那么理想了，这是因为患者对药物产生了耐受性。在这种情况下，应咨询医师改服其他降糖药物。

3. 糖尿病患者用药时，用法用量要遵医嘱，不可擅自减量或加量，否则会因用量不当而影响疗效。

4. 服药期间，如同时服用磺胺药、保泰松、阿司匹林、抗甲状腺药物、单胺氧化酶抑制剂等，均应减少降糖药物的剂量，因为它们能增强降糖药物的作用，易引起低血糖。

5. 糖尿病患者用药后不可突然中断，否则会使接近稳定的病情恶化，甚至会出现酮症酸中毒。

6. 服用甲磺丁胺、氯磺丙脲等药物期间不能饮酒，否则会出现乙醛蓄积综合征。

# 关于胰岛素的 7 个常见问题

胰岛素是由胰腺 β 细胞受内源性或外源性物质，如葡萄糖、乳糖、核糖、精氨酸、胰高血糖素等的刺激而分泌的一种蛋白质激素。用胰岛素制剂来治疗糖尿病是一种对身体内脏器官影响最小的治疗方法。

## 什么情况下需要注射胰岛素

1. 1型糖尿病患者必须接受外源胰岛素才能得以控制血糖水平时。

2. 2型糖尿病患者经口服降糖药足够剂量治疗一段时间后，疗效不明显，血糖始终很高，可改用胰岛素治疗。

3. 糖尿病患者具有进行性发展的慢性并发症时，如视网膜病变时，以及出现糖尿病肾病后。

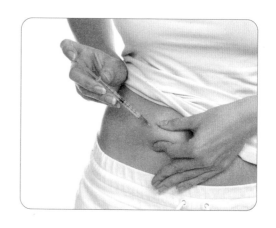

4. 糖尿病患者并发高渗性非酮症昏迷及酮症酸中毒时。

5. 患糖尿病的妇女处于妊娠期与分娩期时。

6. 糖尿病患者伴慢性消耗性疾病、重度感染、需进行外科大手术等情况时。

## 怎样保存胰岛素

胰岛素应在10℃以下的环境中冷藏。在2~8℃的冰箱冷藏室中可保持活性2~3年不变。在此种温度和此种环境下，即使保存已部分抽吸使用的胰岛素也是如此。注射胰岛素时，应将胰岛素放在温度不超过30℃并大于20℃的地方，且必须避开阳光，以防胰岛素失效。

## 胰岛素怎样分类

**胰岛素可按作用时间的长短划分**

| 类型 | 作用时间 |
|------|---------|
| 超短效 | 注射后15分钟起作用，高峰浓度1~2小时 |
| 短效 | 注射后30分钟起作用，高峰浓度2~4小时，持续5~8小时 |
| 中效 | 注射后2~4小时起效，高峰浓度6~12小时，持续24~28小时 |
| 长效 | 注射后4~6小时起效，高峰浓度4~20小时，持续24~36小时 |
| 预混 | 短效与中效预先混合，注射后30分钟起效，持续时间长达16~20小时 |

注：目前我国市场上常见的预混胰岛素有30%短效和70%中效预混，以及短效、中效各占50%的两种。

## 如何注射胰岛素

首先选择好注射部位，胰岛素的注射部位可以选择在上臂外侧、大腿外侧、腹部、臀部。另外，注射部位应该适时轮换。可将注射部位分为几个等分区域，如大腿或臀部可等分为两个区域。每周选择一个等分区域进行注射，并始终按顺时针方向，向下一区域轮换。每次的注射点至少间隔1厘米，以免损伤组织。

注射时先选择好部位，消毒后，一只手将皮肤捏起，另一只手拿注射器，使注射器与皮肤成45~90度角，用力将针头刺入皮肤，试着抽吸一下针芯，在肯定没有回血后，将胰岛素注入皮下，一边注射一边逐渐拔出针头。注射完毕，用消毒棉球轻压针刺口，以防止少量胰岛素自针刺口溢出或针刺口有少量出血。

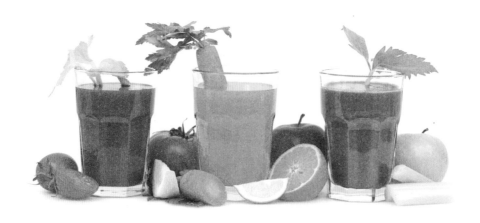

## 糖尿病患者生病期间注射胰岛素应注意些什么

生病期间切不可停用胰岛素或减少剂量，一定要继续照常使用胰岛素，甚至还需要增加剂量，并同时治疗并存疾病。此外，还要增加血糖检测的次数，记下全部测试结果。如果不能正常进食，可服用一些果蔬汁、米粥和肉汤等，同时多补充水分，适当减少胰岛素或口服降糖药物的剂量并注意防止低血糖。

另外，需要随时联络医生，告知血糖监测结果，听取医生关于调整胰岛素剂量的意见。

## 胰岛素注射会上瘾吗

有些患者认为，一旦注射了胰岛素就会无法停止，认为会"上瘾"。专家指出，这是错误的认识，注射胰岛素没有成瘾性。正确注射胰岛素可以控制血糖的波动，治疗有效后，可以减量注射，有的病人可以改为口服药物治疗。

## 如何选择胰岛素注射笔

胰岛素注射笔的外形将钢笔外形与胰岛素注射器两者巧妙结合。胰岛素笔式注射器通常由三个部件组成：多枚一次性针头；内贮胰岛素药液囊（也叫"笔芯"）；笔的外套由可卸下的笔帽和笔杆组成。胰岛素笔与玻璃注射器相比，注射胰岛素更安全、更方便，控制剂量十分精确。目前市场上出售的胰岛素注射笔品牌很多，其中充斥着一些不合格产品，这不仅不能给糖尿病患者带来方便，反而会加重病情，甚至会导致生命危险，所以糖尿病患者应到正规药店和商家去购买有质量保证的产品，切不可为了贪图便宜购买质量不合格或假冒的注射笔。

# 糖尿病患者的食物加工宜忌

**1** 粗细粮混合加工。粗粮食物血糖生成指数较低，和细粮混合吃，可以整体降低食物的血糖生成指数。如在做米饭时可放些燕麦或荞麦

**2** 蔬菜能不切就不切，豆类能整粒吃就不要磨，一般薯类、蔬菜等不要切得太小或做成泥状

**3** 食物（除肉食类）宜带皮吃，因为皮不易消化，能延长食物进入小肠的时间，对血糖影响较小。因此，平时吃黄瓜、茄子、苹果、梨等食物时，尽量不要削皮

**4** 烹调时加点醋或柠檬汁，因为酸能延缓食物的胃排空时间，延长其进入小肠的时间，故可以降低食物血糖生成指数

**5** 尽量减少烹调食物，能生吃不熟吃，生吃不仅可以减少脂肪和盐的摄入量，还能延长食物在胃中停留的时间

**1** 加工时间过长。因为水分多时，温度越高，糊化就越好，食物血糖生成指数也越高。如煮粥时间越长，食物血糖生成指数越高，对血糖影响越大

**2** 粗粮细做。因为食物的颗粒大小会对食物血糖生成指数产生影响，食物颗粒越小，越容易被水解吸收，其食物血糖生成指数也越高，故食物不宜制作太精细

# 糖尿病患者安全出行的
# 准备和注意事项

无论是长途商务旅行，还是期待已久的私人度假，又或是探望远方的亲人，糖尿病都不应该成为外出旅行的阻碍。熟记以下的出行守则，能让糖尿病患者出行无忧。

## 糖尿病患者外出旅行前要准备的东西

1. 根据旅游的天数准备两倍的药量，分装在不同的旅行袋内，随身携带。
2. 血糖测量仪和测尿糖的试纸。
3. 向医师要一份病历摘要及处方复印件。
4. 准备些饼干、牛奶、三明治、水果等食物，以备延误用餐时食用。
5. 预防低血糖的食物，如果汁、方糖。
6. 足部护理所需的物品，如乳液、指甲刀、棉袜等。
7. 两双舒适的鞋，供长时间步行时穿着。

## 糖尿病患者旅行时要注意的事情

1. 随身携带"糖尿病识别证件"。
2. 最好每天都能测血糖或尿糖，因为旅途中作息的改变及所吃的食物都会影响血糖的变化。
3. 胰岛素不要放在太冷或太热的地方，在室温下通常可放置2~3个月。
4. 每个国家出售的胰岛素的浓度不一定相同，出国旅行时，若需在当地购买或补充胰岛素时，要特别注意。

## 糖尿病患者坐飞机时要注意的细节

1. 如果血糖没有得到很好的控制，最好暂时取消飞行。

2. 近期出现过酮症酸中毒、高渗性昏迷等急性并发症，或者并发冠心病、心脏自主神经病变、心律失常、肾衰竭、甲亢等疾病，以及在心脑血管意外后处于恢复期，都不适合乘坐飞机。

3. 在乘坐飞机的前几天最好将身体调整到良好的状态，充分休息，以保持旺盛的精力和体力。

4. 曾有晕机经历的患者在登机前可适当服用抗晕止吐药物，避免晕机。

5. 在旅行过程中，要注意合理膳食，在飞机上可以适当减少进食，避免血糖异常波动，但要注意多饮水，避免机体缺水。

6. 如果是长途（3小时以上）飞行，可适当进食，以补充飞行负荷所带来的能量消耗。

7. 在飞行途中，也不要忘记按时测量血糖和应用降糖药物，以便将血糖水平控制在正常范围，避免发生意外。

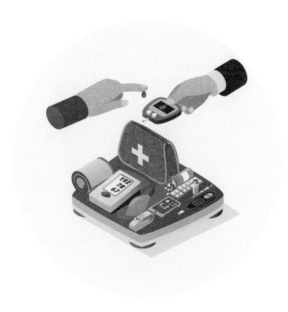